Verborgene Heilkräfte in der Nahrung

Gezielt einkaufen –
Gesund essen –
Bioaktive Substanzen nutzen

Susanne Ahrndt

Verborgene Heilkräfte in der Nahrung

Gezielt einkaufen –

Gesund essen –

Bioaktive Substanzen nutzen

Urania

Die Autorin
Susanne Ahrndt ist Diplom-Oecotrophologin und Fachautorin in München. Sie hat bereits mehrere erfolgreiche Ratgeber veröffentlicht und publiziert regelmäßig in Zeitschriften für Verbraucher und für Fachleute.

Zum gleichen Themenbereich bei Urania:
Sonja Carlsson: Die neue große Tabelle der Kalorien und Nährstoffe. 128 S., Broschur, ISBN 3-332-00578-2
Sonja Carlsson: Schön und schlank mit Trennkost. 64 S., Broschur, ISBN 3-332-00573-1
Marianne Nippe: Die Schlankformel. 160 S., geb., ISBN 3-332-00565-0
Martina Bick: Der Diät-Kompass. 64 S., Broschur, ISBN 3-332-00572-3

Die Deutsche Bibliothek – CIP-Einheitsaufnahme

Ahrndt, Susanne:
Verborgene Heilkräfte in der Nahrung : gezielt einkaufen - gesund essen - bioaktive Substanzen nutzen / Susanne Ahrndt. - Berlin : Urania, 1999
ISBN 3-332-00514-6

Die Schreibweise entspricht den Regeln der neuen Rechtschreibung.

Umschlaggestaltung: Behrend & Buchholz, Hamburg
Fotos: Dieter Rex
Lektorat: Dr. Marianne Jabs
Layout und Satz: Rex Verlagsproduktion, München
Druck: Magdeburger Druckerei
Printed in Germany
Gedruckt auf alterungsbeständigem Papier
mit chlorfrei gebleichtem Zellstoff
02 01 00 99 5 4 3 2 1
ISBN 3-332-00514-6

Inhalt

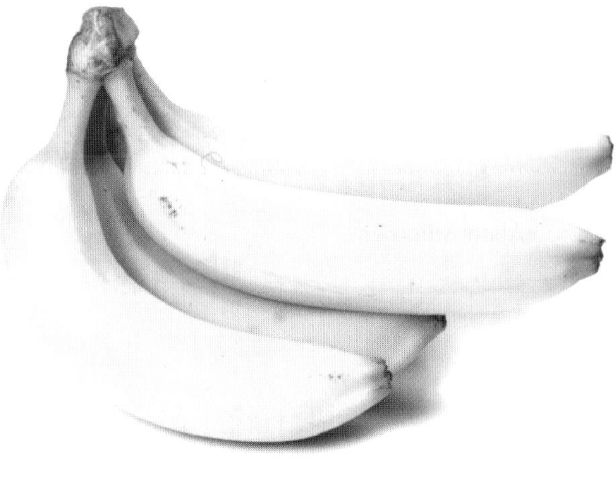

Teil II:
Die wunderbare Kraft unserer Nahrung: Vom Apfel bis zur Zwiebel

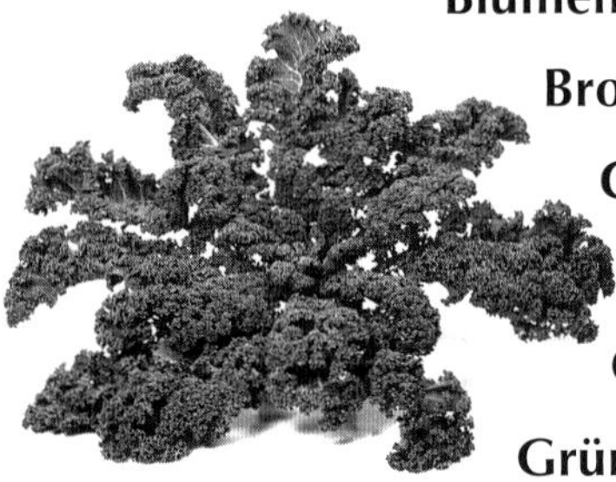

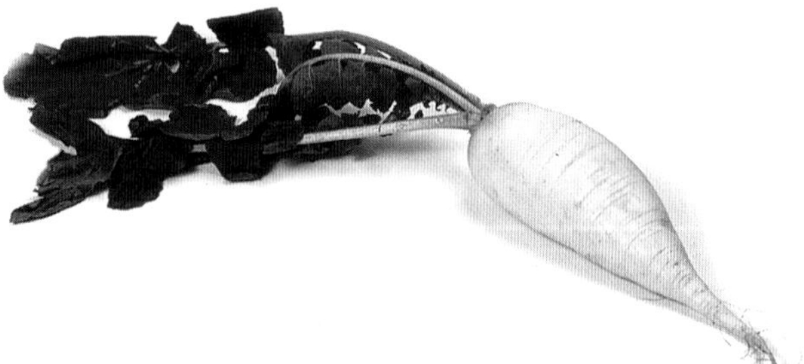

Teil III:
Welches Nahrungsmittel hilft bei welcher Krankheit? 96

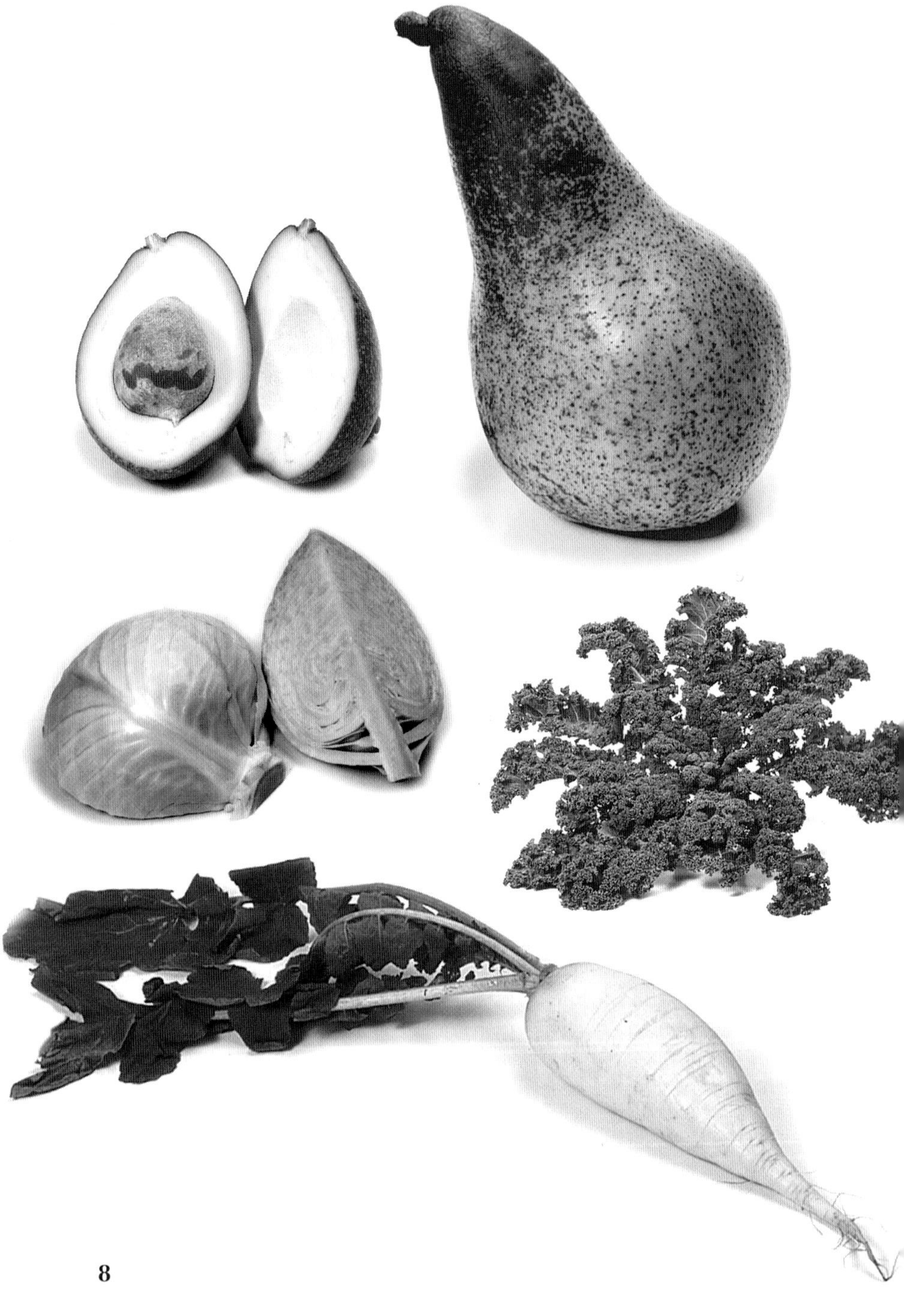

Vorwort

Wissenschaftler in aller Welt machen zur Zeit faszinierende Entdeckungen über die gesundheitsfördernden Wirkungen unserer Lebensmittel. Der Forschung gelingt heute, vieles zu beweisen, was unsere Altvordern aus Erfahrung wussten: Die Ernährung ist von entscheidender Bedeutung bei der Entstehung und dem Verlauf von Krankheiten. Ohne Zweifel ist unsere Nahrung vollgepackt mit Gesundheitsschützern, die unser Wohlbefinden steigern und die Lebenserwartung verbessern. In erster Linie können sie Gesundheitsstörungen vorbeugen. Zugleich aber unterstützen sie den Heilungsprozess wirkungsvoll, wenn solche Störungen doch einmal eingetreten sind. Kein Zweifel - eine falsche Ernährung kann zahlreiche Krankheiten wie Arteriosklerose, Bluthochdruck, Herzinfarkt, Karies, Rheuma oder Krebs verursachen oder fördern.

Dieser Ratgeber will auf die neuen Erkenntnisse über die „Pharmakologie unserer Nahrung" aufmerksam machen und zeigen, wie jeder Einzelne von der vorbeugenden und heilenden Kraft unserer Lebensmittel am besten profitieren kann. Auf der Suche nach den medizinischen Kräften unserer Nahrung sind die Forscher vor allem im Obst und Gemüse fündig geworden. Deshalb sollen hier in erster Linie pflanzliche Nahrungsmittel vorgestellt werden. Die Darstellung in diesem Ratgeber erhebt keinen Anspruch auf Vollständigkeit. Sie soll Ihnen vielmehr einen Eindruck davon vermitteln, wie breit das Wirkungsspektrum unserer Lebensmittel ist. Und sie soll Wissenswertes rund um Einkauf und Zubereitung vermitteln.

Was der Volksmund sprach, kann die Forschung jetzt beweisen.

Ein grundsätzlicher Tipp vorweg: Niemand sollte bestimmte Nahrungsmittel einseitig bevorzugen! Damit würde er auf wichtige Schutzstoffe anderer Lebensmittel verzichten. Um gesund zu bleiben oder wieder gesünder zu werden, kommt es darauf an, den Speiseplan so vielseitig und abwechslungsreich wie möglich zu gestalten. Schöpfen Sie reichlich aus der Vielfalt der Lebensmittel, die positive Wirkungen auf die Gesundheit haben! Genießen Sie Speis' und Trank in Ruhe und mit Freude. Ich hoffe, dieses Buch mit seinen zahlreichen Informationen, Tipps und Ratschlägen wird Ihnen als wertvolles Rüstzeug dienen, für ein gesundes und langes Leben.

Das wünscht Ihnen herzlichst
Ihre Susanne Ahrndt

Teil I: Der Pharmakologie der Ernährung wissenschaftlich auf der Spur

Viele alte Heilpflanzen gehören zu unserem Alltag.

In der Volksmedizin wurden viele Pflanzen, die der Ernährung dienen, auch zur Heilung von Krankheiten verwendet. Spargel beispielsweise war früher als Heilpflanze bei Gicht, Blasenleiden und Wassersucht sowie gegen Nierensteine im amtlichen Arzneibuch aufgeführt und musste deshalb in der Apotheke immer vorrätig gehalten werden. Im Altertum setzten die Menschen für medizinische Zwecke insbesondere Knoblauch, Kohlgemüse und Zwiebeln ein, aber auch viele andere Pflanzen wie Linsen, Zitronen, Trauben und Rosinen. Von dem berühmten griechischen Arzt und Philosoph Hippokrates (460 - 377 v. Chr.) ist der legendäre Satz überliefert: „Eure Nahrungsmittel sollen eure Heilmittel und eure Heilmittel eure Nahrungsmittel sein.“

Früher nicht beachtet – heute hochaktuell: bioaktive Substanzen.

Im zwanzigsten Jahrhundert schenkten die Wissenschaftler den Heilwirkungen von Lebensmitteln nur wenig Beachtung. Sie konnten sich einfach nicht erklären, auf welchen Stoffen die durch Erfahrung beobachteten Effekte beruhen sollten. Folglich geriet der Erfahrungsschatz der Nahrungsmittelheilkunde »ins Abseits«. Derzeit findet allerdings in der Ernährungswissenschaft ein Wandel statt. Unsere Nahrung und ihre gesundheitsfördernden Wirkungen werden mit neuen Augen betrachtet. Bisher beurteilte man den Wert der Nahrung in erster Linie nach ihrem Gehalt an lebenswichtigen, sogenannten essentiellen Nährstoffen, z. B. Vitaminen und Spurenelementen. Neuere wissenschaftliche Untersuchungen zeigen, dass in pflanzlichen Lebensmitteln und einigen tierischen Ursprungs darüber hinaus zahlreiche pharmakologisch wirksame Substanzen vorkommen.

Diese nichtnutritiven Inhaltsstoffe (Nichtnährstoffe) galten lange Zeit als unbedeutend für die Gesundheit. Aufgrund faszinierender Studienergebnisse, insbesondere der letzten 10 bis 15 Jahre, mussten inzwischen die Forscher ihre Ansichten revidieren, und heute schreiben sie den

Welche Nährstoffe liefert eine vollwertige Ernährung?

Die Hauptnährstoffe
Kohlenhydrate
(Stärke und Zucker)
Eiweiße (Proteine)
Fette

essentielle Fettsäuren
Linolsäure
Alpha-Linolensäure
Eicosapentaensäure
Docosahexaensäure

essentielle Aminosäuren (Bausteine der Proteine)
Valin
Leucin
Isoleucin
Threonin
Methionin
Phenylalanin
Tryptophan
Lysin
Histidin[1]
Arginin[2]

Wasser

Ballaststoffe[3]

Vitamine
Vitamin A
Vitamin D
Vitamin E
Vitamin K
Vitamin C
Vitamin B1 (Thiamin)
Vitamin B2 (Riboflavin)
Niacin
Vitamin B6 (Pyridoxin)
Folsäure
Pantothensäure
Biotin
Vitamin B12 (Cobalamine)

Mineralstoffe
Natrium
Chlorid
Kalium
Calcium
Phosphor
Magnesium

Spurenelemente
Eisen
Jod
Fluorid
Zink
Kupfer
Mangan
Selen
Chrom
Molybdän

[1] nur für den Säugling essentiell
[2] nur bei besonderen Belastungen, wie z. B. Vergiftungen, essentiell
[3] gelten auch als Nährstoffe, weil sie u. a. für Sättigung und Verdauung notwendig sind

Nährstoffe liefern dem Körper, was er zum Wachstum und Aufbau der Körpersubstanz, für die körperliche und geistige Leistungsfähigkeit und für die Gesundheit braucht. Manche Nährstoffe sind essentiell, d. h. lebensnotwendig und müssen unbedingt täglich mit der Nahrung ausreichend zugeführt werden, weil der Körper sie nicht selbst herstellen kann. Unzureichende Zufuhr führt zu Mangelkrankheiten. Jodmangel ist in Deutschland weit verbreitet. Die häufigste Folgeerkrankung ist der Kropf. Alljährlich müssen 100 000 durch Jodmangel bedingte Schilddrüsenoperationen durchgeführt werden.

Was sind bioaktive Substanzen?

Sekundäre Pflanzenstoffe
Ballaststoffe
Substanzen in fermentierten Lebensmitteln

Bioaktive Substanzen bringen Farbe, Aroma und Geschmack in Speisen und Getränke und sind im Stoffwechsel biologisch aktiv. Sie sind nicht lebensnotwendig, tragen aber wesentlich dazu bei, dass wir gesund bleiben.

bioaktiven Substanzen große Bedeutung für die Erhaltung unserer Gesundheit und Leistungsfähigkeit zu.

Mit dem Oberbegriff »bioaktive Substanzen« fassen die Ernährungswissenschaftler Watzl und Leitzmann die gesundheitsfördernden Nahrungsinhaltsstoffe ohne Nährstoffcharakter zusammen. Es handelt sich um Wirkstoffe, die keine Energie und keine Nährstoffe für den Aufbau von Körpersubstanz liefern (s. S. 11). Dafür entfalten sie im Körper, wie der Name schon sagt, biologische Aktivität und üben arzneiliche Wirkungen aus. Voraussetzung dafür ist allerdings die ständige Aufnahme.

»Bioaktive Substanzen in der Nahrung«, beschreiben Watzl und Leitzmann (1995), »wirken im Vergleich mit reinen Arzneimitteln nur schwach, jedoch führt eine kontinuierliche Zufuhr zu einem positiven Einfluss auf die Gesundheit, ohne unerwünschte Nebenwirkungen.«

Die größte und wichtigste Gruppe der bioaktiven Substanzen sind die sekundären Pflanzenstoffe, die in allen Pflanzen vorkommen. Zu den bioaktiven Wirkstoffen gehören auch die Ballaststoffe aus Getreide, Hülsenfrüchten, Gemüse und Obst. Weitere Gesundheitsförderer sind Substanzen in fermentierten Lebensmitteln wie Jogurt oder Sauerkraut. Im Mittelpunkt der Diskussion stehen derzeit sogenannte probiotische Milchsäurebakterien, die sich positiv auf die Zusammensetzung der Darmflora auswirken und dadurch Gesundheit und Wohlbefinden steigern sollen.

Bioaktive Substanzen ergänzen sich teilweise in ihrer Wirkung mit lebensnotwendigen Nährstoffen (z. B. Zitrusflavonoide und Vitamin C,

s. S. 14/15). Als weitere besondere Schutzfaktoren haben sich die antioxidativ wirkenden Schutzvitamine C und E und das Provitamin Beta-Carotin erwiesen (s. S. 19). Im Blickfeld des Interesses stehen ferner seit mehreren Jahren die Omega-3-Fettsäuren (s. S. 33-36), die reichlich in fettem Seefisch wie Lachs oder Makrele enthalten sind.

Um das gesamte gesundheitsfördernde Potential der Nahrung zu erfassen, müssen alle Inhaltsstoffe berücksichtigt werden. Die emsigen Forschungsaktivitäten rund um den Globus konnten bisher zahlreiche Wirkungen der Nährstoffe und bioaktiven Substanzen nachweisen. Auf diese Weise ließen sich viele aus der Volksmedizin überlieferten Erfahrungen erklären und wissenschaftlich untermauern. Die neuen vielfältigen Erkenntnisse haben für ein »Comeback« der Nahrungsheilkunde oder Pharmakologie der Ernährung gesorgt.

Beta-Carotin und die Vitamine C und E als »Rostschutzmittel«

Sauerstoff ist für unser Leben unentbehrlich. Unser Körper braucht Sauerstoff zur Energiegewinnung durch Verbrennung der Nährstoffe. Der lebenswichtige Stoff kann sich jedoch in Form von sogenannten »reaktiven Sauerstoffspezies« ausgesprochen aggressiv verhalten. Dabei handelt es sich um höchst reaktionsfreudige Sauerstoffverbindungen und freie Radikale, denen heute eine wichtige Rolle bei der Entstehung von einer Reihe von Krankheiten wie Krebs, Arteriosklerose, Polyarthritis, Grauem Star und Asthma sowie bei Alterungsprozessen zugeschrieben wird. Möglicherweise sind freie Radikale auch an Parkinson und Alzheimer beteiligt.

Freie Radikale greifen unsere Gesundheit an.

Radikale und oxidativer Stress

Freie Radikale sind chemisch sehr aktive Moleküle. Sie besitzen mindestens ein Elektron, das an keiner chemischen Bindung beteiligt ist. Um die Bindungsstelle möglichst schnell aufzufüllen, raubt ein Radikal einem anderen Molekül ein Elektron, wodurch dieses Molekül selbst wieder zum Radikal wird. Es kommt zu einer Kettenreaktion. Mit Vorliebe greifen Radikale die DNS im Zell-

Was setzt freie Radikale in Gang?

Wieviel braucht man, um gesund zu bleiben?

kern sowie Proteine und ungesättigte Fettsäuren in den Zellmembranen an. Dabei schädigen sie die Erbsubstanz und die Zellwände. Langfristig können Krebs und andere Krankheiten die Folge sein.

Freie Radikale entstehen laufend im normalen Stoffwechsel als Abfall- und Nebenprodukte. In einem gewissen Maß jedoch sind sie für die Verteidigungsfront des Stoffwechsels notwendig. Die Zellen des Immunsystem bilden sie als starke Waffe heran, um Bakterien, Pilze und Viren außer Gefecht zu setzen.

Verschiedene Faktoren können aber dazu führen, dass im Körper mehr freie Radikale gebildet werden, als er verkraften kann. Zu diesen Faktoren gehören Luftverschmutzung, Alkoholmissbrauch oder Rauchen, aber auch Strahlenbelastung durch Röntgen und/oder UV-Licht sowie bestimmte Medikamente. Auch starke körperliche Belastung durch Leistungssport, besonders in Höhenlagen, starke Stressbelastung oder chronisch-entzündliche Erkrankungen können zu »oxidativem Stress« zusammenwirken.

Schutzmechanismen des Körpers gegen die freien Radikalen.

Antioxidantien als Radikalfänger

Antioxidantien verhindern, dass der Mensch sozusagen »verrostet« Sie neutralisieren nicht nur freie Radikale, sondern fangen auch reaktionsfreudige Sauerstoffverbindungen ab, um zu verhindern, dass freie Radikale gebildet werden. Unser Organismus besitzt ein hochwirksames antioxidatives Abwehrsystem. Dazu gehören verschiedene Enzyme wie die Glutathionperoxidase und Katalase.

Zum Aufbau dieser Schutzenzyme braucht unser Körper die Mineralstoffe Selen, Eisen, Mangan, Kupfer und Zink. Daneben wirken als Schutzpolizisten nichtenzymatische Stoffe wie die antioxidativen Vitamine C und E, das Provitamin Beta-Carotin und einige weitere Carotinoide, z. B. Lykopin und Lutein. Zusätzlich sind sekundäre Pflanzenstoffe in der Diskussion (s. S. 17 - 22).

Schutz vor Krankheit

Zahlreiche Studien der letzten 20 Jahre belegen die Bedeutung der Vitamine C und E sowie des Beta-Carotin für die Vorbeugung von Krebs- und Herz-Kreislauf-Krankheiten. Ernährungsexperten sprechen heute von einem erhöhten Krebsrisiko bei allen, die nur wenig Obst und Gemüse verzehren. Schon der Ernährungsbericht der Deutschen Gesellschaft für Ernährung e. V. (DGE) von 1992 kommt zu dem

Schluss, dass der Verzehr von reichlich Obst und Gemüse und die damit aufgenommenen Antioxidantien das Risiko verringern, z. B. an Lungen-, Magen- und Speiseröhrenkrebs zu erkranken.

Vitamin E hat eine besondere Bedeutung in der Vorbeugung von Arteriosklerose und koronarer Herzkrankheit. Dieses Vitamin vermindert die Oxidation des LDL-Cholesterins durch freie Radikale. LDL-Cholesterin, vor allem in seiner oxidierten Form, ist maßgeblich daran beteiligt, dass es zu Cholesterinablagerungen auf den Arterienwänden kommt. Mit der Zeit können die Gefäße so verengt werden, dass ein Herzinfarkt oder Schlaganfall erfolgt. Wichtig: Das Vitamin E kann seine Schutzwirkung nur in Anwesenheit von Vitamin C ausüben, das das verbrauchte Vitamin E wieder regeneriert.

Die Forschung steht noch am Anfang.

Viele Fragen über die Schutzwirkung der Antioxidantien und darüber, wieviel wir tatsächlich jeden Tag aufnehmen müssen, sind noch nicht eindeutig geklärt. Allerdings liegt die optimale Zufuhr an antioxidativen Vitaminen über der bisher empfohlenen Menge zur Vermeidung von Vitaminmangelzuständen.

Im Ernährungsbericht der DGE von 1996 werden deshalb folgende Zufuhrmengen pro Tag empfohlen. Sie gelten für gesunde Erwachsene, die keinem besonderen oxidativen Stress wie Rauchen, Leistungssport oder übermäßigem Sonnenbaden ausgesetzt sind:

- 75 bis 150 Milligramm Vitamin C
- 15 bis 30 Milligramm Vitamin E
- 2 bis 4 Milligramm Beta-Carotin.

Diese Mengen sind in einer gesunden Ernährung, die viele schutzstoffreiche pflanzliche Lebensmittel enthält, durchaus noch enthalten. Wann eine Nahrungsergänzung angebracht sein kann, lesen Sie auf Seite 41/42.

Am besten: Schutzstoffe aus der Nahrung

Hauptlieferanten für Vitamin C, Beta-Carotin und andere Carotinoide sind Obst und Gemüse. Besonders reich an Vitamin C sind Zitrusfrüchte, Paprika, Johannisbeeren, Kiwis und grünes Blattgemüse. Gute Lieferanten für Carotinoide finden Sie auf S. 16. Vitamin E steckt in Pflanzenölen, vor allem in Weizenkeim-, Sonnenblumen- und Olivenöl, aber auch in Nüssen, Samen und Vollkorngetreideprodukten.

Tipp in Kürze:
Täglich eine Orange, eine Mohrrübe und eine Scheibe Vollkornbrot schützen vor Krebs und Herzkrankheiten!

Wo die Vitamine zu finden sind.

Wo kommen welche sekundären Pflanzenstoffe vor?

Ausgewählte Beispiele

Obst	
Äpfel	Flavonoide, Pheoolsäuren
Aprikosen	Carotinoide, Phenolsäuren, Flavonoide
Kirschen	Flavonoide, Pheolsäuren
Orangen	Flavonoide, Phenolsäuren, Carotinoide, Terpene
Gemüse	
Brokkoli	Carotinoide, Glucosinolate, Sulfide, Flavonoide, Phenolsäuren
Grünkohl	Carotinoide, Glucosinolate, Phenolsäuren, Flavonoide, Terpene, Sulfide
Tomaten	Carotinoide, Flavonoide, Phenolsäuren, Proteaseinhibitoren, Terpene
Karotten	Carotinoide, Flavonoide, Phenolsäuren, Terpene
Fenchel	Carotinoide, Phenolsäuren, Terpene
Rote Rübe	Flavonoide, Phenolsäuren
Rettich	Glucosinolate, Phenolsäuren
Knoblauch, Zwiebel	Flavonoide, Phenolsäuren, Sulfide, Glucosinolate
Hülsenfrüchte	
Gartenbohnen	Flavonoide, Phenolsäuren, Protease-Inhibitoren, Saponine
Sojabohnen	Saponine, Phytosterine, Phytoöstrogene, Protease-Inhibitoren
Getreide	
Weizen, Gerste	Phytosterine, Phytoöstrogene, Phenolsäuren, Saponine, Protease-Inhibitoren, Phytinsäure, Tocotrienole
Gewürze	
Kümmel	Terpene, Phenolsäuren
Senf	Glucosinolate
Zimt	Terpene, Phenolsäuren
Ölsaaten	
Leinsamen	Phytosterine, Phytoöstrogene, Phenolsäuren, Flavonoide, Protease-Inhibitoren
Sonnenblumen-kerne	Phytosterine

Quelle: Watzl, 1995; Hamm, 1996; Leitzmann, 1997

Sekundäre Pflanzenstoffe – Gesundheitsschützer in Äpfeln, Zwiebeln und Co.

Lykopin in Tomaten, Quercetin in Zwiebeln oder Sulforafan in Brokkoli sind nur einige der Stoffe, die in den letzten Jahren als starke Fitmacher in pflanzlichen Lebensmitteln ausfindig gemacht wurden. Sie gehören zu den sekundären Pflanzenstoffen, die aus ca. 30 000 Einzelsubstanzen bestehen. Davon kommen 5000 bis 10000 in unseren pflanzlichen Lebensmitteln vor, also im Obst und Gemüse, in Hülsenfrüchten und Vollkornprodukten, in Nüssen, Saaten, Kräutern oder Gewürzen.

Weltweite Forschungsaktivitäten haben gezeigt, dass sekundäre Pflanzenstoffe, auch »Phytochemicals« genannt, gesundheitsfördernde Wirkungen haben. Laut Ernährungsbericht 1996 der Deutschen Gesellschaft für Ernährung (DGE) tragen sie dazu bei, das Risiko für Krebs und Herz-/Kreislauferkrankungen zu senken. Sie wirken sich auch günstig auf das Immunsystem, auf Entzündungen oder auf die Regulation des Blutzuckerspiegels aus.

Was sind sekundäre Pflanzenstoffe?

Sekundäre Pflanzenstoffe kommen nur in geringen Mengen in den Pflanzen vor und wehren unter anderem Schädlinge und Krankheiten ab, steuern Wachstumsvorgänge oder dienen in Form von Farb-, Duft- oder Aromastoffen als Lockmittel für Tiere.

Wenn wir uns «ganz normal« mit einer gemischten Kost ernähren, nehmen wir pro Tag etwa 1,5 Gramm sekundäre Pflanzenstoffe auf – Vegetarier wesentlich mehr.

Breites Wirkungsspektrum

Sekundäre Pflanzenstoffe – früher verteufelt, heute gesucht.

Früher konzentrierte sich die Forschung auf die schädlichen Wirkungen der sekundären Pflanzenstoffe und stellte z. B. die Giftwirkungen vom Wirkstoff Solanin in grünen Kartoffeln und Tomaten stark heraus. Heute steht die positive Bedeutung dieser Substanzen für die Gesundheit im Vordergrund. Zahlreiche Beobachtungsstudien und Untersuchungen an Tieren und zum Teil am Menschen weisen darauf hin, dass die sekundären Pflanzenstoffe vielfältige arzneiliche Wirkungen im Körper entfalten: Sie tragen dazu bei,

- das Krebsrisiko zu senken (anticancerogene Wirkung)
- freie Radikale und reaktive Sauerstoffverbindungen abzufangen (antioxidative Wirkung)
- vor Infektionen mit Bakterien, Pilzen und Viren zu schützen (antimikrobielle Wirkung)
- das Immunsystem zu stärken

Lebensmittel mit krebsvorbeugender Wirkung

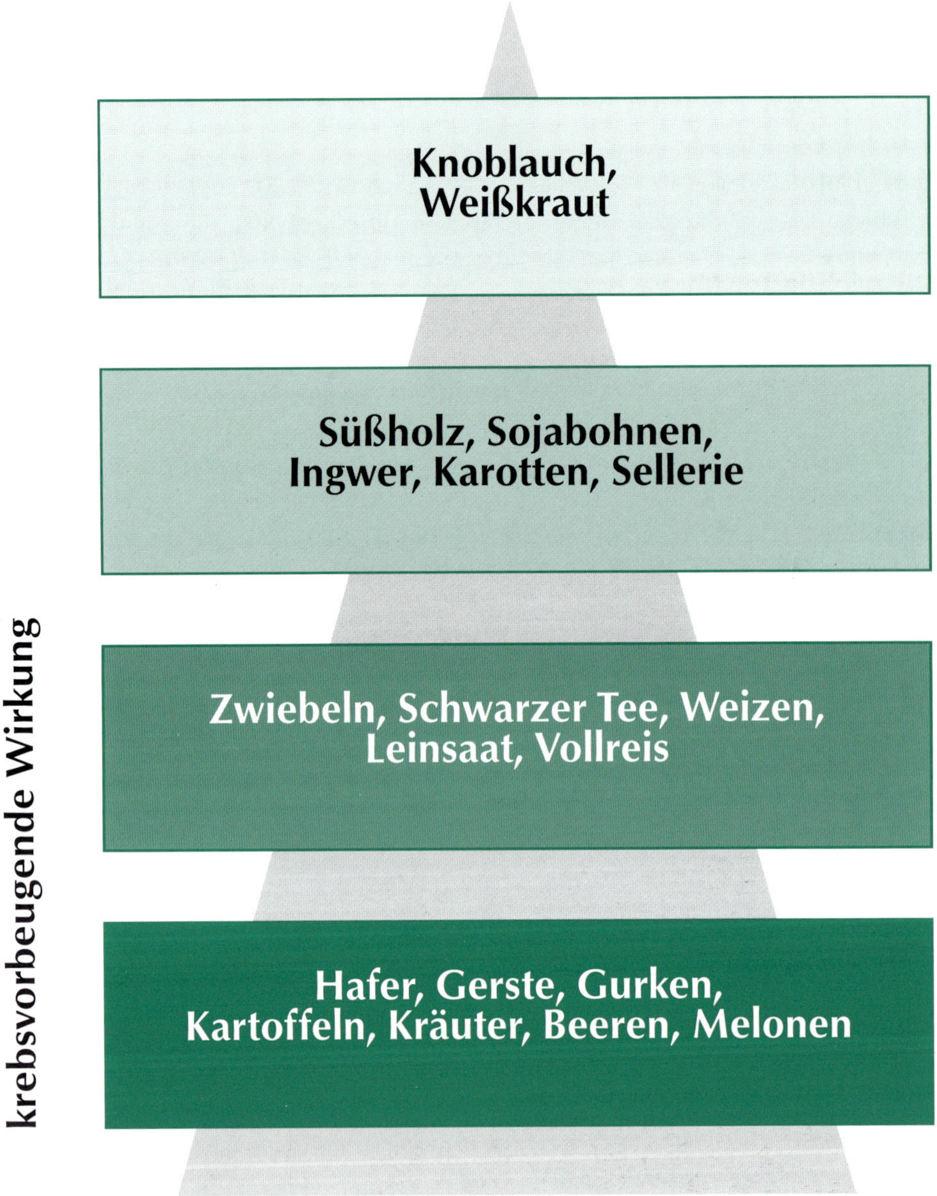
Knoblauch,
Weißkraut
Süßholz, Sojabohnen,
Ingwer, Karotten, Sellerie
Zwiebeln, Schwarzer Tee, Weizen,
Leinsaat, Vollreis
Hafer, Gerste, Gurken,
Kartoffeln, Kräuter, Beeren, Melonen
krebsvorbeugende Wirkung

Quelle: nach Caragay, A. B.: Cancer-preventive foods and ingredients

- den Cholesterinspiegel zu senken
- Entzündungen zu hemmen
- den Blutdruck zu regulieren
- der Bildung von Blutgerinnseln und damit der Thrombosegefahr vorzubeugen
- den Blutzuckerspiegel zu normalisieren.

Die wichtigsten Vertreter

Die pflanzlichen Fitmacher lassen sich in verschiedene Gruppen einteilen.

Carotinoide kommen reichlich in gelb-, orange- und rotfarbenem Obst und Gemüse (Aprikosen, Mangos, Mohrrüben, Tomaten, Paprika) sowie in tiefgrünem Gemüse (Grünkohl, Spinat, Feldsalat, Brokkoli) vor.

Tipp:

Carotinoide sind fettlöslich. deshalb braucht unser Körper immer etwas Fett, um sie aufnehmen zu können. Beta-Carotin ist relativ unempfindlich gegen Hitze und kann am besten in pürierten oder gedünsteten Mohrrüben aufgenommen werden. Xanthophylle, die ebenfalls zu den Carotinoiden gehören und reichlich in dunkelgrünen Gemüse wie Spinat oder Grünkohl vorkommen, sind dagegen sehr hitzeempfindlich. Eine gute Quelle sind roh verzehrte grüne Blattsalate.

Von den mehr als 600 in der Natur vorkommenden Carotinoiden ist am bekanntesten das Beta-Carotin, das bisher vor allem als Vorstufe des Vitamin A angesehen wurde und dem heute als Antioxidans eine wichtige Schutzfunktion vor Lungen-, Prostata-, Brust-, Magen- und Hautkrebs sowie vor Arteriosklerose zugeschrieben wird. Beta-Carotin und die anderen Vertreter der Gruppe wehren Schäden ab, die Zellen und Erbgut durch intensives Sonnenlicht und freie Radikale erleiden. Sie schützen vor vorzeitigem Alterungsprozessen und vor Krebs und Herz-Kreislaufkrankheiten. Und sie stimulieren die Immunabwehr.

Carotinoide, Phytosterine, Saponine ...

Phytosterine sind überwiegend in Pflanzensamen und kaltgepressten und unraffinierten Pflanzenölen, wie z. B. Sesam- oder Sonnenblumenöl, enthalten. Schon seit den fünfziger Jahren ist ihre cholesterinsenkende Wirkung bekannt. Erst in neuerer Zeit hat man erkannt, dass diese Pflanzenstoffe auch zur Vorbeugung von Dickdarmkrebs beitragen können.

Saponine sind Bitterstoffe, die reichlich in Hülsenfrüchten wie Kichererbsen oder Sojabohnen vorhanden sind. Hat man die Saponine früher eher als schädlich angesehen, finden sie heute als Schutzstoffe Beachtung. Da Saponine nur in geringen Mengen vom Darm ins Blut übergehen, wirken sie hauptsächlich im Magen-Darm-Bereich. Dort kön-

Tipp:

Bringen Sie Kohlgemüse auch als Rohkost auf den Tisch. Fein geschnittenes Rot- oder Weißkraut sind hübsche Farbtupfer auf dem Salatteller. Ein hervorragender Lieferant ist auch frische Kresse. Glucosinolate sind hitzeempfindlich, und ihr Gehalt wird beim Kochen um bis zu 50 % vermindert.

nen sie das Risiko für Dickdarmkrebs vermindern, die Abwehrkräfte stärken, das Wachstum von Pilzen unterdrücken, cholesterinsenkend und entzündungshemmend wirken.

... Glucosinolate, Polyphenole ...

Glucosinolate findet man reichlich in allen Kohlarten wie Rosenkohl, Brokkoli, Kohlrabi oder Weißkohl und in scharf riechenden Pflanzen wie Senf, Meerrettich und Kresse. Für Geschmack, Geruch und gesundheitliche Wirkung sind jedoch nicht die Glucosinolate selbst, sondern deren enzymatische Abbauprodukte verantwortlich: die Senföle (Isothiozyanate), Thiozyanate und Indole. Diese bioaktiven Verbindungen entstehen erst beim Zerkleinern des Gemüses. Sie wirken antibiotisch und krebsvorbeugend.

Glucosinolate wurden bisher wenig geschätzt, weil sich vor allem Isothiozyanate und Thiozyanate im Wettstreit mit Jod in der Schilddrüse einlagern und so einen »Kohlkropf« fördern. Heute weiß man, dass diese Gefahr nur besteht, wenn man bereits einen Jodmangel hat und über Monate hinweg täglich kiloweise Kohl isst.

Polyphenole: Alle Pflanzen sind mit Polyphenolen ausgerüstet. Darunter versteht man vielfältige sekundäre Pflanzenstoffe: die Phenolsäuren und die Flavonoide. Wie die Carotinoide bringen die Flavonoide Farbe ins Pflanzenreich. Sie sorgen für gelbe (lateinisch: flavus = gelb), rote, blaue und violette Farbtöne und sind z. B. in gelben Zwiebeln, in Äpfeln, Birnen, Kirschen oder Pflaumen reichlich vorhanden. Flavonoide können Sie auch trinken, z. B. als grünen Tee, Rotwein oder roten Traubensaft.

Nachweislich unterstützen verschiedene Zitrusflavonoide das Vitamin C in seiner biologischen Akti-

Tipp:

Beim Einkauf von Obst und Gemüse besonders auf die Frische achten, da während der Lagerung der Gehalt an Flavonoiden und Phenolsäuren abnimmt. Obst und Gemüse möglichst nicht schälen, um die Verluste an Polyphenolen so gering wie möglich zu halten. Die grünen äußeren Blätter von Salaten liefern mehr Flavonoide als die inneren gelben.

vität. Man nimmt an, dass die Flavonoide die Struktur des Vitamins stabilisieren und so eine Vitamin-C-sparenden Effekt haben. Ferner sind in der weißen Haut von Orangen und Grapefruits Flavonoide verborgen, die schon in sehr geringen Konzentrationen antimikrobiell wirken. Polyphenole kommen überwiegend in den Randschichten von Obst, Gemüse und Vollkorngetreide vor, wobei Phenolsäuren die darunterliegenden Schichten vor Angriffen durch Sauerstoffmoleküle schützen und Flavonoide das UV-Licht der Sonne abhalten. Polyphenole haben ein breites Wirkungsspektrum. Sie vermindern das Krebsrisiko, wirken antioxidativ, gerinnungs- und entzündungshemmend, regulieren Blutdruck und Blutzuckerspiegel, bekämpfen unerwünschte Keime und stärken die Abwehrkräfte.

Protease Inhibitoren sind Enzyme. Sie sind in vielen Nahrungspflanzen enthalten, vor allem in Getreide und Hülsenfrüchten wie Bohnen, Sojabohnen, aber auch in Kartoffeln und roten Rüben. Im Verdauungstrakt hemmen sie eiweißspaltende Enzyme und verschlechtern so die Eiweißverwertung. Deshalb wurden Protease-Inhibitoren früher eher als schädlich bzw. »antinutritiv« eingeschätzt. Inzwischen sieht man Protease-Inhibitoren mit anderen Augen, da ihre hemmende Wirkung im Verdauungstrakt offensichtlich keine schwerwiegenden Konsequenzen hat, andererseits einige dieser Hemmstoffe krebsvorbeugend, antioxidativ, blutzuckerregulierend und entzündungshemmend wirken.

... Protease-Inhibitoren, Terpene, Phytoöstrogene, Sulfide ...

Terpene finden sich z. B. als Menthol in der Pfefferminze, als Zitrusöl in Limonen und als Carvon im Kümmelöl. Neben ihren duft- und geschmacksgebenden Eigenschaften haben diese Aromastoffe möglicherweise auch eine krebsschützende Wirkung.

Phytoöstrogene sind Substanzen, die ähnlich wirken wie die körpereigenen Östrogene – allerdings viel schwächer. Zu den wichtigsten Vertretern zählen die Isoflavonoide, die in Sojabohnen und -produkten vorkommen, und die Lignane, die in Leinsamen- und Vollkornprodukten besonders reichlich enthalten sind. Isoflavonoide und Lignane können bei hormonabhängigen Krebsarten wie Brust-, Gebärmutter- und Prostatakrebs vorbeugend wirken und haben eine schwach antioxidative Wirkung.

Als **Sulfide** werden schwefelhaltige Inhaltsstoffe bezeichnet, die Zwiebelgewächsen wie Knoblauch, Zwiebeln oder Lauch ihren typischen scharfen Geruch und Geschmack verleihen. Die bioaktiven Substanzen entstehen aber erst, wenn das Gewebe zerstört wird, also beim Zerschneiden des Gemüses oder beim Kauen. Knoblauch ist besonders reich an Schwefelverbindungen. Sie können unerwünschte Keime abwehren, vor Oxidationen schützen, der Krebsentstehung vorbeugen, den Cholesterinspiegel senken, das Blut flüssiger machen, die Abwehr stärken, den Blutdruck beeinflussen und Entzündungen hemmen.

... Lectine und die Phytinsäure.

Lectine sind Bestandteile in Hülsenfrüchten und Getreideprodukten und können zur Senkung des Blutzuckerspiegels beitragen. Ihre gesundheitsschädlichen Wirkungen (starke Schädigung der Darmwand) verlieren die Lectine, wenn die Lebensmittel sachgerecht zubereitet werden. Deshalb sollte man z. B. grüne Bohnen immer 15 Minuten kochen lassen.

Daneben gibt es noch weitere sekundäre Pflanzenstoffe, die sich den oben genannten chemisch verschiedenen Gruppen nicht zuordnen lassen. Ein Beispiel dafür ist die **Phytinsäure,** die in den Pflanzen als Phosphorspeicher fungiert. Lange Zeit galt Phytinsäure, die außer im Getreide auch in Samen, Nüssen und Hülsenfrüchten vorkommt, als unerwünscht. Vor allem deshalb, weil diese Säure im Dünndarm Zink und Eisen bindet. Allerdings ist die Gefahr, durch Phytinsäure an Eisen- und Zinkmangel zu leiden, bei unserer üblichen Mischkost nicht gegeben. Im Tierversuch zeigte die Phytinsäure dagegen eine blutzuckerregulierende und krebsvorbeugende Wirkung.

Auf die Vielfalt kommt es an.

Beim Fehlen von sekundären Pflanzenstoffen in der Nahrung ist nicht mit akuten Mangelsymptomen zu rechnen. Langfristig aber gibt es ein erhöhtes Krankheitsrisiko. In der Wissenschaft wird zur Zeit sogar schon die Frage diskutiert, ob nicht einige dieser sekundären Pflanzenstoffe als Nährstoffe eingestuft werden sollten. Weitgehend ungeklärt ist dabei noch, welche Wechselwirkung die sekundären Pflanzenstoffe auf einander ausüben. Bis jetzt ist die Wissenschaft allein bei Beta-Carotin in der Lage, Zufuhrempfehlungen zu geben. Bei allen anderen sekundären Pflanzenstoffen können wir noch nicht wissen, wie wir sie einnehmen sollten.

Tipp in Kürze:

Grünen Salat mit Sojabohnen und fein geschnittenem Weißkohl mit Sonnenblumenöl anmachen, die Salatsauce mit Zwiebel und ein paar Pfefferminzblättern abschmecken, dazu grüner Tee – so nehmen Sie alle wichtigen Vertreter der sekundären Pflanzenstoffe auf einmal zu sich.

Das Gesundheitsprogramm der Ballaststoffe

Ernährungsexperten sind sich heute darüber einig, dass Ballaststoffe an erster Stelle auf dem Speiseplan stehen sollten.

Gemeint sind die unverdaulichen pflanzlichen Inhaltsstoffe, die von den Enzymen in unseren Verdauungstrakt nicht gespalten werden können. In der westlichen Welt werden heute pro Kopf und Tag im Durchschnitt nur 15 bis 20 Gramm Ballaststoffe aufgenommen. Nach den Empfehlungen der Deutschen Gesellschaft für Ernährung sollten in unserer Nahrung jedoch mindestens 30 Gramm pro Tag enthalten sein.

Mit dieser Empfehlung hätten die Steinzeitmenschen vor 35.000 Jahren keine Probleme gehabt. Unsere Urahnen nahmen pro Tag mit der Nahrung vierzig Gramm und mehr Pflanzenfaserstoffe auf und ernährten sich somit ausgesprochen ballaststoffreich. Hunderte in den letzten Jahrzehnten durchgeführte Studien weisen die Ballaststoffe als potente Gesundheitsschützer aus. Sie entfalten ihre Wirkung im Verdauungstrakt und im Stoffwechsel.

Wo kommen Ballaststoffe vor?

Die wichtigsten Ballaststofflieferanten sind Vollkorngetreide und daraus hergestellte Produkte wie Vollkornmehl, Vollkornnudeln oder Vollkornbrot. Auch der braune Naturreis ist ballaststoffreicher als der weiße, polierte Reis. Obst und Gemüse sind aufgrund ihres hohen Wassergehalts nicht so ballaststoffreich wie Getreideprodukte. Stattliche Mengen haben allerdings getrocknete Hülsenfrüchte wie Linsen oder weiße Bohnen zu bieten. Ballaststoffreich sind ebenso Nüsse und Samen wie Haselnüsse oder Sesamsamen. Da sie aber reichlich Fett und damit viel Energie enthalten, sollten sie eher sparsam, vielleicht zur Geschmacksabrundung, verwendet werden. Bestreuen Sie doch einmal einen mit Balsamico-Essig und Olivenöl angemachten Feldsalat mit gerösteten Pinienkernen – das ist ein Genuss!

Diesen Ballast sollten wir zu allerletzt abwerfen!

Hafer, Hirse, Dinkel & Co.

Zwei Ballaststoffarten

Ballaststoffe lassen sich in zwei Arten einteilen: in wasser-unlösliche und -lösliche. Fast alle pflanzlichen Lebensmittel liefern beide Arten, aber mit unterschiedlichen Anteilen. Getreide und Vollkornerzeugnisse enthalten mehr unlösliche Ballaststoffe wie Lignin, unlösliche Hemicellulosen und Cellulose. Diese Stoffe können sich wie ein Schwamm mit Wasser vollsaugen. Obst, Gemüse, Hülsenfrüchte und Hafer dagegen liefern vor allem lösliche Ballaststoffe. Dazu zählen Pektine, Pflanzengummis und Beta-Glucane. Lösliche Ballaststoffe werden als Quellstoffe bezeichnet, weil sie ein Vielfaches ihres Eigengewichts an Wasser binden können (ein Gramm Pektin bindet 60 Gramm Wasser).

Tipp in Kürze: Müsli auf den Frühstückstisch!

Wie wirken Ballaststoffe?

Ballaststoffe entfalten im Körper eine Reihe von positiven Wirkungen. Gemüse, Obst, Vollkornbrot oder Müsli regen zum gründlichen Kauen an, wodurch das Zahnfleisch massiert, die Zähne gespült, die Nahrung gut eingespeichelt und die Produktion der Magensäfte angekurbelt wird. Eine ballaststoffreiche Ernährung hilft beim Abnehmen. Sie macht schneller satt und verzögert die Entleerung des Magens, weshalb der neue Hunger länger auf sich warten lässt.

Die ideale Hilfe, wenn Sie abnehmen wollen.

– fördern die Darmtätigkeit

Ballaststoffe binden im Darminnern Wasser und vergrößern den Darminhalt. Auf diese Weise fördern sie die Darmbewegungen und den Transport der Nahrungsreste durch den Dickdarm. Sie verhindern die Verstopfung und machen den Darm für Erkrankungen weniger anfällig.

Lösliche Ballaststoffe, die reichlich in weißen Bohnen, Linsen, Haferkleie, Zwiebeln, Rettich oder Sauerkraut vorkommen, werden von den Dickdarmbakterien bevorzugt zur Energiegewinnung abgebaut. Als Folge davon vermehren sich die Bakterien stark, wodurch ebenfalls das Stuhlvolumen erhöht und die Passagezeit verkürzt wird. Bei dem »Fermentationsprozess« entstehen Fettsäuren und verschiedene Gase, die für weichen Stuhl sorgen und die Ausbildung von Hämorriden verhindern.

Ihre wohltuenden Wirkungen auf den Darm können die Ballaststoffe aber nur entfalten, wenn gleichzeitig genügend Flüssigkeit vorhanden ist. Trinken Sie reichlich – mindestens 1,5 bis zwei Liter pro Tag – damit die Ballaststoffe aufquellen und den Darm füllen können.

– senken den Cholesterinspiegel

Ein erhöhter Cholesteringehalt im Blut ist einer der Hauptrisikofaktoren für die Entstehung von Arteriosklerose. Lösliche Ballaststoffe aus Bohnen, aus pektinhaltigem Obst und Gemüse (z. B. Äpfeln oder Mohrrüben) sowie aus Hafer- oder Gerstenkleie können den Cholesterinspiegel im Blut positiv beeinflussen. Pektinpräparate werden in einer Dosierung von 15 bis 20 Gramm / Tag zur Senkung von erhöhten Cholesterinwerten eingesetzt.

Der Trick mit den Gallensäuren.

Was geht dabei vor sich? Die löslichen Ballaststoffe binden im Darm freie Gallensäuren, die dann vermehrt ausgeschieden werden. Die Gallensäuren sind für die Fettverdauung wichtig und werden in der Leber aus Cholesterin gebildet. Normalerweise werden sie nach getaner Arbeit wieder im Dünndarm resorbiert und zur Leber bzw. Gallenblase zurücktransportiert. Ist der Kreislauf unterbrochen, muss die Leber neue Gallensäuren produzieren. Dafür entzieht sie dem Blut das schädliche LDL-Cholesterin, und der Cholesterinspiegel sinkt.

Das günstige HDL-Cholesterin ist übrigens von dem Abbau nicht betroffen. Den wichtigsten Grund für die cholesterinsenkende Wirkung der Ballaststoffe sehen die Ernährungswissenschaftler aber darin, dass eine ballaststoffreiche Ernährung in der Regel nur wenig Fett enthält. Denn eine fettreiche Nahrung treibt unter allen Umständen die Cholesterinwerte im Blut in die Höhe.

– beeinflussen den Blutzuckerspiegel

Eine ballaststoffreiche Ernährung verringert die Gefahr, im Erwachsenenalter an Diabetes (Typ 2) zu erkranken und kann bei manchen Diabetikern eine Verringerung der Medikamente und der Insulindosis bewirken. Denn Ballaststoffe verzögern im Darm die Aufspaltung der Kohlenhydrate in Zuckermoleküle und deren Aufnahme ins Blut. Ballaststoffe, die den Blutzuckerspiegel senken, sind Pektin in Obst und Gemüse sowie lösliche Hemicellulosen in Bohnen, Linsen und anderen Hülsenfrüchten, Beta-Glucane in Hafer, Roggen und Gerste und auch die Zellulose im Weizen.

Besonders wirksam scheinen offensichtlich Vollkornerzeugnisse zu sein. Nach Alexandra L. Jenkins, Fachärztin für Diätetik-Forschung am St. Michael's Hospital in Toronto hat sich der Verzehr grobfaseriger Getreideprodukte und von Jogurt zum Frühstück als optimal wirksam dafür erwiesen, das Entstehen des Erwachsenen-Diabetes zu verhindern.

Alterszucker muß nicht sein.

– senken das Dickdarmkrebsrisiko

Eine Nahrung, die reichlich Ballaststoffe enthält, kann das Dickdarmkrebsrisiko um 40 % senken. Der Krebsschutz der unverdaulichen Pflanzenstoffe beruht unter anderem darauf, dass sie die Bildung krebserregender Stoffe im Dickdarm verhindern und, indem sie Kanzerogene binden, den Transport dieser schädlichen Substanzen aus dem Darm beschleunigen.

Aus der Vielfalt schöpfen

Nicht ratsam ist der Versuch, eine ballaststoffarme Ernährung durch den Verzehr von isolierten Ballaststoffen, z. B. mit Weizenkleie, »aufzupeppen«. Erstens wäre das eine einseitige Zufuhr bestimmter Ballaststoffkomponenten, und zweitens können Ballaststoffe die Mineralstoffe Calcium, Magnesium, Eisen und

Einseitigkeit ist vom Übel – auch hier.

Den Bifidobakterien werden vielfältige gesundheitsfördernde Effekte zugeschrieben

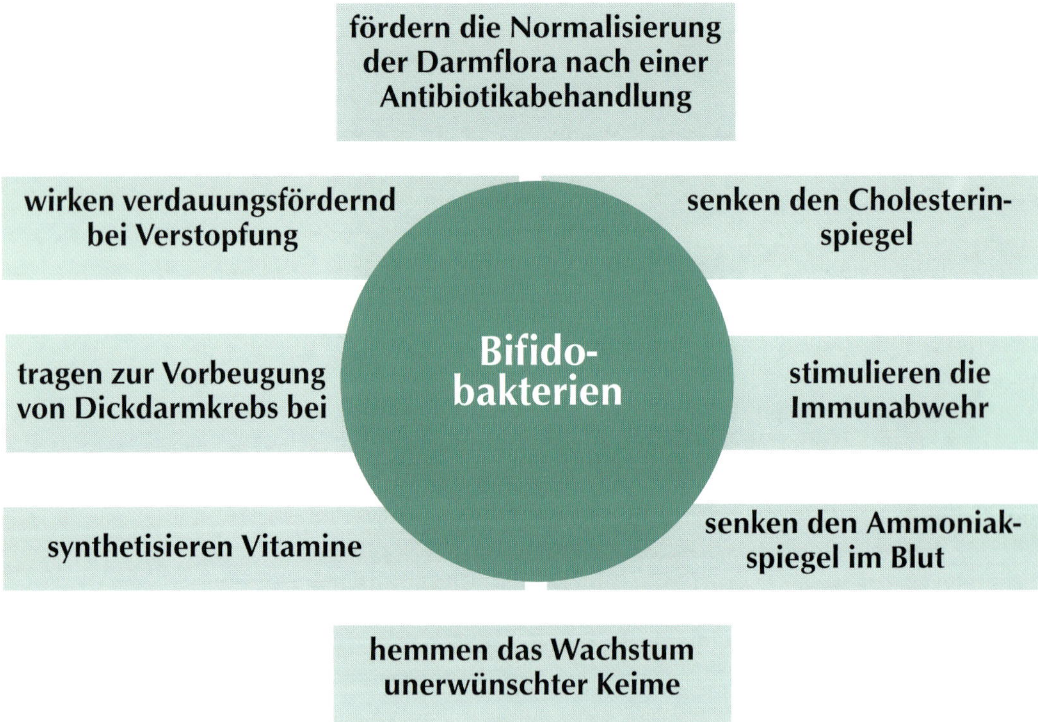

Quelle: nach Kasper, H.: Lebendkeime in fermentierten Milchprodukten – ihre Bedeutung für die Prophylaxe und Therapie, Ernährungs-Umschau 43 (1996) Heft 2, S. 40 – 45;
Vrese M. de: Präbiotika. Ernährungs-Umschau 44 (1997) Heft 11, S. 398 – 400

Zink binden. Man müsste also in diesem Fall mit einer verminderten Resorption dieser Mineralstoffe vom Darm in die Blutbahn rechnen. Nutzen Sie lieber die unterschiedlichen Ballaststoffquellen in Vollkornprodukten, Hülsenfrüchten, Obst und Gemüse, dann fällt die verminderte Resorption durch den hohen Mineralstoffgehalt dieser Lebensmittel nicht mehr ins Gewicht.

Die phantastischen Geheimnisse fermentierter Lebensmittel

Die milchsaure Gärung oder »Fermentation« ist seit dem ersten Jahrhundert n. Chr. bekannt. Sauerkraut wurde bereits im 18. Jahrhundert als Lebensmittel und Medizin geschätzt. Im Mittelmeerraum bekämpfen seit vielen Jahrhunderten die Menschen Durchfall- und andere Darmerkrankungen mit Jogurt. Zu Beginn des 20. Jahrhunderts wurden fermentierte Milchprodukte zur Vorbeugung und Therapie von Darminfekten in Apotheken verkauft.

Was bewirken Milchsäurebakterien im Lebensmittel?

Die Milchsäurebakterien bauen in der Milch den Milchzucker und im Gemüse die leicht verfügbaren Kohlenhydrate in Milchsäure um. Die Säure macht die Milch «dick« und gibt Jogurt, Dickmilch, Sauerkraut oder Oliven ihren angenehm säuerlichen Geschmack. Das Milcheiweiß wird leichter verdaulich, die Verwertung von Calcium verbessert. Auch Kohl ist nach der Umwandlung in Sauerkraut bekömmlicher, weil blähende Substanzen abgebaut werden.

Außerdem sind fermentierte Lebensmittel haltbarer, weil die Milchsäure mit antibiotisch wirksamen Substanzen zusammenwirkt.

Alte Naturheilmittel – warum wirken sie eigentlich?

Vielfältiger Gesundheitsschutz

Der russische Zoologe und Bakteriologe Elie Metchnikoff (1845-1916), der stellvertretender Leiter des berühmten Pasteur-Instituts in Paris war und 1908 den Nobelpreis erhielt, erkannte als erster in den Milchsäurebakterien den Schlüssel für die gesundheitlichen Geheimnisse des Jogurts. Metchnikoff führte die überdurchschnittlich hohe Lebenserwartung der Bulgaren auf deren regelmäßigen Verzehr von Yahurth, einer Sauermilchart, zurück. Er vermutete, dass ein hoher Anteil an Milchsäurebakterien in der Darmflora das Geheimnis für Gesundheit und Langlebigkeit sei.

Milchsäurebakterien – das Geheimnis der Hundertjährigen?

In den letzten zwanzig Jahren begannen die Wissenschaftler, sich von neuem mit dem gesundheitlichen Wert dieser Mikroben intensiv zu beschäftigen. Das Spektrum der zahllosen wissenschaftliche Untersuchungen, die vor allem mit Jogurt durchgeführt wurden, reicht von der antimikrobiellen bis zu den krebsvorbeugenden Wirkungen der Milchsäurebakterien.

Kampf gegen schädliche Keime

Eine gesunde Darmflora hat für unsere Gesundheit entscheidende Bedeutung. Die Darmschleimhaut ist dicht mit Mikroorganismen besiedelt, die eine Abwehrfront gegen Fremdkeime und Krankheitserreger bilden. Die Barriere verhindert, dass krankmachende Erreger oder deren Gifte in den Organismus eindringen können. Falsche Ernährung, Stress oder Antibiotikabehandlung können das Ökosystem im Darm empfindlich stören und Darmerkrankungen und Durchfälle auslösen.

Ohne Bakterien könnte unser Darm nicht arbeiten.

Zu den 400 bis 500 Bakterienarten im Darm gehören auch die Laktobazillen und Bifidobakterien – das sind Milchsäurebakterien, die die physiologische Darmflora besonders günstig beeinflussen. Aufgrund ihrer antimikrobiellen Wirkung hemmen Milchsäurebakterien das Wachstum unerwünschter Keime. Sie produzieren neben Milchsäure weitere Mikrobenkiller wie Essigsäure, kurzkettige Fettsäuren (vor allem aus Ballaststoffen hergestellt) und antimikrobielle Substanzen, etwa Wasserstoffperoxid und sogenannte Bacteriocine. Zusätzlich verdrängen sie schädliche Keime von der Darmschleimhaut. Auf diese Weise machen Milchsäurebakterien einer Reihe von krankmachenden Keimen wie Salmonellen, Shigellen oder Rotaviren im Darm das Leben schwer.

Durchfallbehandlung mit Jogurt.

Vorbeugung und Heilung bei Durchfällen

Vor allem bei Kindern sind Durchfallerkrankungen seltener und verlaufen milder, wenn man fermentierte Milchprodukte einsetzt, die bestimmte Milchsäurebakterien wie z. B. *Lactobacillus casei GG* enthielten. Darüber hinaus können fermentierte Milchprodukte, z. B. mit *Bifidobacterium longum* oder *Lactobacillus casei GG*, auch Durchfälle verhindern oder lindern, die durch Antibiotikabehandlung ausgelöst wurden. Sie regenerieren und stabilisieren die Darmflora und beugen Rückfällen vor.

Verbesserung der Milchzuckerunverträglichkeit (= Laktose-Intoleranz)

Manche Menschen vertragen Milch nur schlecht oder gar nicht, weil ihnen das Milchzucker spaltende Enzym Laktase in der Dünndarmschleimhaut fehlt. Sie reagieren darauf mit Durchfällen, Blähungen, Unterleibsschmerzen oder Darmkrämpfen. Hier können Jogurt und andere fermentierte Milchprodukte eine echte Alternative sein.

Die Milchsäurebakterien bilden selbst Laktase, die dann im Darm die Milchzuckerverdauung unterstützt. Weil die Laktase-Aktivität durch hohe Temperaturen vermindert wird, ist es wichtig, die lebenden Kulturen zu erhalten, d. h. die Milchprodukte nicht zu erhitzen.

Stimulierung des Immunsystems

Zu den Aufgaben der physiologischen Darmflora gehört die Stimulation des »darm-assoziierten« Immunsystems, damit der körpereigenen Abwehrmechanismen. Bei Menschen und Tieren sind fermentierte Milchprodukte erwiesenermaßen nützlich, denn neben der Antikörperproduktion kurbeln sie die Bildung von natürlichen Killerzellen an. Zusätzlich fördern sie die Synthese von Stoffen, die Krankheiten bekämpfen, wie Gamma-Interferon und Cytokinine.

Schutz vor Krebs?

Eine Reihe von Befunden deuten darauf hin, dass milchsauervergorene Lebensmittel einer von vielen Faktoren sein könnten, die der Entstehung von Dickdarmkrebs entgegenwirken. Es gibt verschiedene Erklärungsansätze. Wenn Milchsäurebakterien in der Lage sind, die Immunabwehr zu fördern, stärken sie damit auch die Tumorabwehr. In Tierversuchen konnte die Schutzwirkung in der Entstehungsphase des Tumors beobachtet werden. Zu einem späteren Zeitpunkt, wenn sich die Krebszellen einmal vermehrt hatten, konnten die Jogurt-Bakterien nichts mehr ausrichten.

In der Diskussion sind außerdem Enzyme, die im Dickdarm von verschiedenen Bakterien gebildet werden und harmlose Stoffe in wirksame krebserregende Substanzen, sogenannte Karzinogene, umwandeln können. Ballaststoffe und fermentierte Lebensmittel wie Jogurt und rohes Sauerkraut vermindern die Enzymaktivitäten, während vor allem der Fleischkonsum sie fördert. Das heißt: Die Aktivitäten dieser bakteriellen Enzyme sind bei Vegetariern niedriger. Studien am Menschen haben ergeben, dass durch *Lactobacillus acidophilus, Lactobacillus casei* und *Bifidobacterium bifidum* die Enzyme in ihrer Aktivität deutlich gedämpft werden – allerdings nur während der Zufuhr der lebenden Milchsäurebakterien.

Interessant ist auch die Beobachtung, dass verschiedene Stämme von *Lactobacillus acidophilus* den Stoff Nitrit (in Fleisch- und Wurstwaren) aufnehmen können und so die Bildung von krebserregenden Nitrosaminen im Magen-Darm-Trakt verhindern. Ferner gibt es Hinweise, dass Milchsäurebakterien Stoffe, die das Erbgut verändern, also Mutationen hervorrufen, ausschalten können.

Tipp in Kürze: Das Geheimnis der Hundertjährigen im Kaukasus: täglich Jogurt.

80 % unserer Abwehrzellen sind im Darmbereich angesiedelt!

Was ist dran an den neuen Jogurtsorten?

Senkung des Cholesterinspiegels?

Tatsächlich haben fermentierte Milchprodukte offenbar auch eine cholesterinsenkende Wirkung. Dazu wurde auf dem 35. wissenschaftlichen Kongress der Deutschen Gesellschaft für Ernährung, der im März 1998 in Kiel stattfand, eine Untersuchung der Universität Jena vorgestellt. In einer Doppelblindstudie aßen 29 Probandinnen entweder einen Jogurt mit Lactobacillus acidophilus und Bifidobacterium longum oder ein Produkt mit herkömmlichen Jogurtkulturen. In beiden Gruppen – also unabhängig vom verzehrten Jogurt! – sank das Gesamtcholesterin, das LDL-Cholesterin sowie der Anteil der Triglyceride. Gleichzeitig stieg das HDL-Cholesterin an. Das weist darauf hin, dass Jogurt in *jeder* Form die Serumlipide positiv beeinflusst.

Was heißt probiotisch und präbiotisch?

Um die zahlreichen gesundheitlichen Vorteile der Milchsäurebakterien zu nutzen, entwickelten die Hersteller von Sauermilchprodukten sogenannte »probiotische Milchprodukte«.

»Probiotisch« kommt aus dem Griechischen und bedeutet »für das Leben«. Über die positive Wirkung auf die Darmfunktion besteht in der Wissenschaft heute kein Zweifel

Tipp:

Nehmen Sie die winzigen Gesundheitsschützer am besten aus verschiedenen fermentierten Lebensmitteln auf, und erleichtern Sie ihnen die Darmbesiedlung durch eine ballaststoffreiche Kost.
Achten Sie auf Lebensmittel, die nach der Fermentation nicht mehr erhitzt worden sind. Sauerkraut sollte man deshalb am besten roh, frisch abgepackt kaufen. Nach der Fermentation pasteurisierte Milchprodukte erkennt man an der Aufschrift »wärmebehandelt«.
Schließlich: Bringen Sie täglich fermentierte Milchprodukte und recht häufig milchsauervergorenes Gemüse auf den Tisch. Nur dann ist Ihnen die positive Wirkung sicher.

mehr. Laut Definition enthalten probiotische Produkte lebende Mikroorganismen, die für eine gesunde Darmflora sorgen, schädliche Keime verdrängen und damit die Darmfunktion positiv beeinflussen.

Zu den probiotisch wirksamen Milchsäurebakterien werden in erster Linie bestimmte Stämme von verschiedenen Lactobacillus-Arten wie *Lactobacillus (L.) acidophilus, L. casei, L. reuteri* und diverse Arten von Bifidobakterien, z. B. *Bifidobacterium (B.) bifidum, B. longum, B. infantis* gezählt. Die probiotischen Bakterien kommen von Natur aus im Darm eines jeden Menschen vor und müssen in ausreichender Zahl die Magen-Darm-Passage lebend überstehen. Von den Bidifobakterien, die bereits seit den sechziger Jahren zur Jogurtherstellung eingesetzt werden, überleben bis zu 30 %. Bei den neuen Laktobacillus-Stämmen sollen es sogar bis zu 40 % sein. Der Anteil ist somit weit höher als bei den herkömmlichen Jogurtkulturen *Streptococcus thermophilus* und *Lactobacillus bulgaricus.* Um die Gesamtzahl lebender Milchsäurebakterien und die Chance, dass mehr lebende Keime in den Darm gelangen, zu erhöhen, werden die probiotischen Bakterienstämme häufig erst nach der Fermentation zugegeben.

Bei einer Reihe von Milchprodukten findet man den Hinweis »mit Oligofructose« oder »mit Inulin«. Bei diesen Zutaten handelt es sich um unverdauliche Verbindungen, die in unveränderter Form im Dickdarm ankommen. Dort können sie den Milchsäurebakterien als Nahrungsquelle dienen und damit ihr Wachstum gezielt fördern. Ob diese sogenannten »präbiotischen« Produkte darüber hinaus eine gesundheitsfördernde Wirkung besitzen, ist noch ungeklärt.

Es hat sich gezeigt, dass die verschiedenen Stämme der Milchsäurebakterien unterschiedliche Wirkungen haben und nicht jeder Stamm die gleichen Eigenschaften besitzt. Die zugeführten Bifikobakterien und Laktobazillen siedeln sich nicht dauerhaft im Darm an. Nach Unterbrechung der Zufuhr nimmt ihre Zahl wieder ab. Sie schaffen jedoch so günstige Bedingungen für die darmeigenen Milchsäurebakterien, dass diese in ihrem Wachstum gefördert werden, und wirken so harmonisierend auf die Darmflora.

Unerlässlich für einen gesunden Darm.

Welche Lebensmittel liefern reichlich mehrfach ungesättigte Fettsäuren?

Fettsäuretyp	Fettsäure	Chemische Summenformel	Vorkommen in Lebensmittel
omega-6	Linolsäure	C18:2	Pflanzenöle, z. B. Maiskeimöl Sonnenblumenöl, Distelöl, Sojaöl Diätmargarine
omega-6	Arachidonsäure	C20:4	tierische Lebensmittel, z. B. besonders reichlich im Eigelb, im Schweineschmalz, in Schweine-, Kalbs- und Rinderleber, Leberwurst, Schweinefleisch (Muskel), roh geräucherter Schweineschinken
omega-3	α-Linolensäure	C18:3	grüne Pflanzenteile, Meeresalgen, Pflanzenöle wie Weizenkeimöl, Rapsöl, Leinöl, Sojaöl, Walnussöl
omega-3	Eicosapentaensäure	C20:5	Seefische und daraus hergestellte Fischöle und Fischzubereitungen, vornehmlich Makrele, Lachs, Hering, Blaufisch, Thunfisch, Meeräsche und Sardinen
omega-3	Docosahexaensäure	C22:6	Seefische und daraus hergestellte Fischöle und Fischzubereitungen, vornehmlich in Makrele, Lachs, Hering, Blaufisch Thunfisch, Meeräsche und Sardinen

Omega-3-Fettsäuren – Wundermittel gegen Herzinfarkt und Rheuma?

Die Eskimos in Grönland sind gegen Erkrankungen der Herzgefäße und Herzinfarkte gefeiter, obwohl sie sich fett- und cholesterinreich ernähren. Die Erklärung für das Phänomen liegt in der fettreichen Ernährung aus dem Meer (Fisch und Robbenfleisch). Auch in Japan, vor allem bei japanischen Fischern, wird dem höheren Fischkonsum die erstaunlich niedrige Häufigkeit der koronaren Herzkrankheit zugeschrieben. Abgesehen von der geringen Zahl an Herzinfarkten werden Japaner und Eskimos auffallend selten von einer weiteren Geißel der Zivilisation, den entzündlichen rheumatischen Erkrankungen, behelligt. Umfangreiche Studien führten die Wissenschaftler auf die Spur der Fischfettsäuren, der sogenannten Omega-3-Fettsäuren, in der fischreichen Nahrung der Eskimos und Japaner.

Die chemische Struktur macht den Unterschied

Mit unserer Nahrung nehmen wir Fettsäuren aus den Familien der Omega-3- und Omega-6-Fettsäuren auf. Es handelt sich um mehrfach ungesättigte langkettige Fettsäuren mit zwei oder mehr Doppelbindungen. Häufig werden sie einfach als PUFA bezeichnet, abgekürzt vom englischen »polyunsaturated fatty acids«. Je nachdem, ob die erste Doppelbindung in der Kohlenwasserstoffkette, vom Methylende her gerechnet, am dritten oder sechsten Kohlenstoffatom liegt, spricht man von Omega-3- bzw. Omega-6-Fettsäuren. Omega ist der letzte Buchstabe im griechischen Alphabet und symbolisiert nichts anderes als das Ende.

Fett essen und gesund bleiben? Mit dem richtigen Fett ist das möglich.

In unserer westlichen Ernährung überwiegen die PUFA der Omega-6-Familie. Sie kommen im Fett oder Öl von Samen und Keimen vor und im Fleisch von Tieren, die damit gefüttert wurden. Von der Menge her am bedeutendsten ist die Linolsäure. Im tierischen Organismus kann daraus Arachidonsäure entstehen. Eine rein vegetarische Ernährung ist dagegen frei von Arachidonsäure (Wichtig für Rheumatiker – aber dazu später auf S. 104!).

Wo findet man die „guten" Fette?

Die einfachste Vertreterin der Omega-3-Familie ist die Alpha-Linolensäure, die in einigen Ölen pflanzlicher Herkunft und in grünem

Tierische Fette haben ein Doppelgesicht.

Blattgemüse vorkommt. Meeresalgen und Phytoplankton sowie Seefische und Seesäugetiere, die diese Algen und Plankten fressen, bilden aus Alpha-Linolensäure die längerkettigen Omega-3-Fettsäuren, die Eicosapentaensäure und die Docosahexaensäure. Bedeutende Mengen davon findet man vor allem in fettreichen Seefischen und natürlich in den daraus gewonnenen Ölen.

Essentielle Fettsäuren

Omega-3- und Omega-6-Fettsäuren sind essentiell, das heißt lebenswichtig, und müssen deshalb mit der Nahrung zugeführt werden. Eine wichtige Aufgabe der essentiellen Fettsäuren ist die Bildung von Gewebshormonen, den sogenannten Eicosanoiden. Dazu gehören Prostaglandine, Thromboxane und Leukotriene. Je nachdem, ob diese Stoffe aus Arachidonsäure oder Eicosapentaensäure gebildet werden, entfalten sie unterschiedliche, ja sogar in einigen Fällen entgegengesetzte Wirkungen.

Die Balance halten

Aus Arachidonsäure, die wir mit Fleisch, Fleischprodukten und Eiern aufnehmen, werden hochaktive Gewebshormone gebildet. In der richtigen Dosis entfaltet Arachidonsäure als wichtiger Bestandteil der Zellmenbranen und Vorläufer der Eicosanoide durchaus wohltätige Wirkungen für unseren Körper. Gerät das Gleichgewicht aus den Fugen und gewinnt die mit der Nahrung aufgenommene Arachidonsäure Oberhand, werden überaktive Prostaglandine und ähnliche hormonartige Stoffe im Überschuss produziert, die unsere Zellen verrückt werden lassen. So bringen sie die Zellen dazu, plötzlich Blutgerinnsel zu bilden, Blutgefäße zusammenzuziehen oder Massen von Antikörpern zu produzieren, die, um eine vermeintliche Gefahr zu bekämpfen, körpereigenes Gewebe attackieren und schmerzhafte Entzündungen verursachen, Diese Überreaktionen können schließlich in alle möglichen Leiden, von Immunerkrankungen bis Arteriosklerose, ausarten.

Wirksame Gegenspieler

In mehrfacher Weise schützen die Fischfettsäuren unseren Körper vor der krankmachenden Überproduktion der Gewebshormone aus Arachidonsäure. Sie verdrängen z. B. die Arachidonsäure aus den Zellmembranen und vermindern die Eicosanoidbildung. Sie kurbeln die Produktion von wohltuenden Gegenspielern an, die z. B. entzündungshemmend wirken.

Schutz für Herz und Gefäße

Am besten untersucht ist der Schutz vor Herz-Kreislauf-Erkrankungen. Die langkettigen Omega-3-Fettsäuren senken den Triglyceridspiegel (= Blutfettspiegel) und wirken Entzündungsvorgängen sowie der Fetteinlagerung in den Gefäßwänden entgegen. Sie schützen vor gefährlichen Blutgerinnseln, indem sie ein Zusammenballen der Blutplättchen bekämpfen, die Blutgerinnung verzögern und die Blutungszeit verlängern. Ferner verbessern die Fischfettsäuren die Fließeigenschaften des Blutes und wirken – allerdings erst in sehr hoher Dosis von 15 g pro Tag – blutdrucksenkend. Des weiteren können die Fischfettsäuren regulierend bei Herzrhythmusstörungen eingreifen.

Nach einer 1995 veröffentlichten Untersuchung der Universität von Washington war das Risiko für den plötzlichen Herzstillstand um 50 % vermindert, wenn wenigstens einmal pro Woche fetter Seefisch verzehrt wurde. Selbst nach einem Herzinfarkt sind die Fischfettsäuren noch von Nutzen, wie eine in Wales mit 2000 Herzinfarktpatienten durchgeführte Studie zeigt. Zwar konnte der Verzehr von zwei bis drei Fischmahlzeiten pro Woche über zwei Jahre hinweg die Anzahl neuer Infarkte nicht vermindern, jedoch war die Gesamtsterblichkeit um 29 % gesenkt, d. h. die neuen Infarkte waren weit seltener tödlich.

Für Herzkranke lebenswichtig: Welches Fett kann man noch essen?

Als Entzündungshemmer stark

Ausgiebig erforscht wurde in den letzten Jahren der Zusammenhang zwischen Arachidonsäure und den Entzündungsreaktionen bei rheumatoider Arthritis, im Volksmund Rheuma genannt. Bei dieser Autoimmunkrankheit greift der Körper sich selbst an und ruft schmerzhafte Entzündungen in den Gelenken hervor. In zahlreichen Studien hat sich Fischöl, insbesondere die Eicosapentaensäure, bei Rheuma als wirkungsvolles Therapeutikum erwiesen. Somit ist es für Rheumapatienten durchaus entscheidend, weniger Fleisch und dafür mehr Fisch zu essen.

Die Anreicherung der wertvollen Fischfettsäure in den Zellmembranen wird zusätzlich unterstützt durch die Verwendung von alpha-linolensäurereichen Pflanzenölen, da Alpha-Linolensäure in Eicosapentaensäure – wenn auch langsam – umgewandelt werden kann.

Neben Rheuma beschäftigen sich klinische Studien mit dem Einfluss der wertvollen Fettsäuren aus dem Fischöl auf weitere Krankheiten. Das Spektrum reicht von entzündlichen Darmerkrankungen, Mucoviscidose, Schuppenflechte, Asthma, Migräne bis zu Multipler Sklerose.

Rheumakranke sollten Fisch essen.

Tipp in Kürze: Fisch hält frisch.

Omega-3-Fettsäuregehalt ausgewählter Seefische

100 g roher, verzehrfertiger Fisch	Fett (g)	Omega-3-Fettsäure (g)
Sardellen (Anchovis)	4,8	1,4
Hering	9,0	1,6
Makrele	13,9	2,5
Lachs	5,4	1,2
Sardinen in Öl	15,5	3,3
Forelle	9,7	1,6

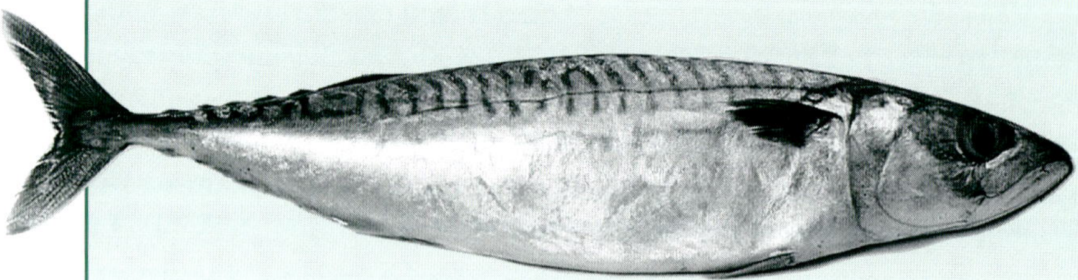

Je fetter der Seefisch, um so höher der Gehalt an wertvollen Omega-3-Fettsäuren.

Fisch gegen Darmkrebs

In dem hohen Fettkonsum sehen die Ernährungswissenschaftler heute einen wesentlichen Risikofaktor für Dickdarmkrebs, wobei aber auch die Zusammensetzung der Fettsäuren ausschlaggebend ist. Offenbar steckt in den Omega-3-Fettsäuren ein stark krebsschützendes Potential sowohl in der Tumorvermeidung als auch -hemmung. Noch wissen die Forscher nicht genau, warum. Möglich wäre, dass die Fettsäuren aus den Seefischen die Synthese der Prostaglandine eindämmen, die die Immunantwort unterdrücken und damit die Abwehr von Tumorzellen schwächen. Auf jeden Fall lässt sich der Schutzeffekt laut Ernährungsbericht 1996 nur unter einer insgesamt fettarmen Ernährung (weniger als 30 % der Gesamtenergie als Fett = etwa 70 Gramm Fett pro Tag) nachweisen.

Oder doch besser Fischöl pur?

Gewarnt wird vor einer unkontrollierten Einnahme von Fischölkapseln. Bei einem Zuviel an Omega-3-Fettsäuren wäre z. B. eine zu starke Blutungsneigung oder bei gefährdeten Personen eine erhöhte Infektanfälligkeit denkbar. Bekannt ist, dass Eskimos für Infektionen besonders anfällig sind. Bei Menschen mit Erwachsenen-Diabetes verschlechtert sich der Glucosestoffwechsel. Außerdem bringt man sich mit Fischölkapseln gewiss nicht nur um den kulinarischen Genuss, sondern um den vollen Schutz, den Meeresfisch zu bieten hat (z. B. Jod für die Schilddrüse). Fischölkapseln sind ein Arzneimittel und sollten nur genommen werden, wenn der Arzt sie verordnet.

Ernährungsexperten empfehlen: zweimal in der Woche Seefisch.

Alkohol – zwischen Heilmittel und Gift

Das tägliche Glas Wein – ein Heilmittel?

Aus internationalen und nationalen Studien geht hervor: Mäßiger Alkoholkonsum senkt im Vergleich zur völligen Abstinenz das Auftreten und die Sterblichkeit an koronaren Herzkrankheiten wie z. B. Herzinfarkt um 50 % und mehr. Das gilt für alle alkoholischen Getränke – ob Wein, Bier oder Spirituosen.

Hat damit das tägliche Glas Bier oder Wein jetzt auch von Seiten der Wissenschaft seine Berechtigung? Darüber diskutierten 1997 in Freiburg 35 Wissenschaftler auf einer Tagung der Deutschen Akademie für Ernährungsmedizin e. V. zum Thema »Alkoholische Getränke und Ernährungsmedizin«. Unter mäßigem Alkoholkonsum verstehen die Wissenschaftler eine durchschnittliche Aufnahme von 20 bis 40 Gramm Alkohol pro Tag (für Männer: ca. 1/2 – 1 Liter Bier oder 1-2 Gläser Weiß- oder Rotwein; für Frauen: weniger).

Europäische Wissenschaftler sind gegen das „Gläschen in Ehren".

Alkohol in kleinen Mengen kann offenbar günstig auf Herz und Kreislauf wirken. So fördert ein mäßiger Alkoholkonsum den Anstieg des gefäßschützenden HDL-Cholesterins im Blut und hat einen positiven Einfluss auf Blutdruck, Blutgerinnung und Herzdurchblutung. Noch muss allerdings geklärt werden, ob die herzschützenden Wirkungen tatsächlich allein dem Alkohol zuzuschreiben sind oder ob sie nicht doch mit einem insgesamt gesunden Lebensstil zusammenhängen, z. B. mit vollwertiger Ernährung, regelmäßiger Bewegung oder weitgehendem Nichtrauchen.

Zahlreiche Gefahren

Neben den günstigen Wirkungen auf koronare Herzkrankheiten übt Alkohol eine ganze Reihe von unerwünschten Effekten auf den Körper aus. Dass Alkohol von den Menschen unterschiedlich vertragen wird, hängt von Geschlecht, Alter, genetischer Veranlagung und von Umwelteinflüssen ab. Frauen bauen Alkohol langsamer ab als Männer und reagieren deshalb empfindlicher. Auch ältere Menschen vertragen weniger. Leider hat Alkohol reichlich Kalorien und kann dadurch zur Entstehung von Übergewicht wesentlich beitragen.

Es ist allgemein bekannt, dass Alkohol im Übermaß auf jeden Fall für den Körper schädlich ist. Er treibt den Blutdruck in die Höhe, schädigt Gehirn und Leber und führt über kurz oder lang zu schmerzhaften Gichtanfällen.

Aber auch schon kleine Mengen Alkohol können gefährlich werden. Schwere Leberschäden sind die Folge, wenn Männer täglich über längere Zeit 60 (Frauen: 30) Gramm Alkohol konsumieren. Neben der Leber sind auch Speiseröhre und Bauchspeicheldrüse besonders gefährdet. Zudem kurbeln kleine Mengen Alkohol die Säureproduktion im Magen an, was eine Magenschleimhautentzündung fördert. Je mehr Alkohol getrunken wird, desto größer ist die Gefahr, dass die Organe geschädigt und krank werden.

Weiterhin wird regelmäßiger Alkoholkonsum mit der Entstehung von Karzinomen im Bereich von Mundhöhle, Rachen, Kehlkopf, Speiseröhre und Magen sowie von Brust- und Dickdarmkrebs in Verbindung gebracht. Doch schon geringe Mengen genügen. »Wenn Frauen täglich zwölf Gramm Alkohol trinken, haben sie ein um 40 % höheres Risiko, an Brustkrebs zu erkranken. Bei 24 Gramm Alkohol pro Tag steigt das Risiko um 70 % an«, stellte Prof. G. Wolfram 1997 fest.

Schließlich besteht die Gefahr, dass aus einem regelmäßigen Alkoholgenuss eine Sucht wird. Man hüte sich davor, Alkohol als Seelentröster zu verharmlosen.

Verursacht der Alkohol die Heilwirkung dieser Getränke, oder ist es etwas anderes?

Tipp in Kürze: Sicherer lebt man ohne Alkohol – wahrscheinlich auch länger.

Führten die Wissenschaftler der Freiburger Tagung die herzschützenden Wirkungen von Wein und Co. auf den Alkohol zurück, machen andere Forscher weitere Stoffe in den alkoholischen Getränken dafür verantwortlich. In der Diskussion stehen z. B. die Polyphenole im Rotwein. In Reagenzglasuntersuchungen konnte gezeigt werden, dass die phenolischen Verbindungen die Oxidation von LDL-Cholesterin hemmen oder sogar verhüten können. Oxidiertes LDL-Cholesterin ist für unsere Gefäße im Hinblick auf eine Arteriosklerose noch schädlicher als das LDL-Cholesterin selbst. Eine an der Universität zu Köln kürzlich angefertigte Studie kam zu dem Schluss, dass »en Barrique« ausgebaute, also in neuen Eichenfässern ausgebaute Rotweine auf den menschlichen Körper gefäßerweiternd wirken und so Herzinfarkte verhindern oder zumindest lindern können.

Eichenfass oder Stahltank?

Dagegen wirkten Weine, die im Stahltank ausgebaut wurden, nicht gefäßerweiternd. Weiterhin findet weltweit Resveratrol, eine phenolische Verbindung im Rotwein, Beachtung, weil die krebsvorbeugende Wirkung nachgewiesen wurde.

Kein Grenzwert für unschädliche Dosis bekannt

Fazit: Die Nachteile überwiegen.

Im Gegensatz zu den USA stehen die Wissenschaftler bei uns dem regelmäßigen Trinken von kleinen Mengen Alkohol sehr kritisch gegenüber, wie man aus dem Fazit der Deutschen Akademie für Ernährungsmedizin e. V. entnehmen kann. »Den aktuellen Studien zufolge kann man zwar inzwischen sicher sagen, bei welcher Alkoholaufnahme die protektiven Wirkungen auf koronare Herzkrankheiten einsetzen; man kann jedoch zur Zeit noch nicht festlegen, bei welcher Menge sich mögliche schädigende Wirkungen bemerkbar machen.« Aufgrund dieser Bedenken konnten sich die Teilnehmer der Tagung zu keiner Empfehlung für einen regelmäßigen moderaten Alkoholkonsum durchringen.

Jährlich 2.200 geschädigte Kinder allein in Deutschland.

Das ist sicher: Null-Promille-Grenze in der Schwangerschaft

Ein Gläschen in Ehren müssen sich Frauen in der Schwangerschaft auf jeden Fall verwehren. In der Schwangerschaft, darauf weist die Deutsche Gesellschaft für Ernährung e. V. hin, kann schon ein leichter oder mittlerer Alkoholkonsum und vor allem ein gelegentliches, exzessives Trinken erhebliche Folgen haben. Jedes Jahr kommen in Deutschland etwa 2 200 Kinder mit einer Alkoholembryoempathie auf die Welt. Hierbei handelt es sich um eine ernste Entwicklungsstörung, bei der Hirnfunktionen vielseitig und anhaltend geschädigt sind. Sie tritt bei 30 bis 45 % der Neugeborenen von Müttern mit Alkoholmissbrauch während der Schwangerschaft auf. Auf 10 000 bis 15 000 jährlich wird die Zahl der Kinder geschätzt, die mit Alkoholembryopathie ohne sichtbare Missbildungen geboren werden. Diese Kinder haben im späteren Verlauf des Lebens beispielsweise mit Lernstörungen, einer beeinträchtigten Sprachentwicklung und/oder Wahrnehmungsstörungen zu kämpfen.

Brauchen wir Vitaminpillen und Co.?

Nahrungsergänzungsmittel überschwemmen den deutschen Markt, sodass man fast den Eindruck gewinnen könnte, eine gesunde Ernährung sei mit herkömmlichen Lebensmitteln nicht mehr gewährleistet. Ein Blick über den Atlantik zeigt, dass die Entwicklung bei uns aber noch längst nicht soweit fortgeschritten ist wie in den USA. In jedem größeren Ort kann man sich dort im sogenannten »general nutrition center« mit einer Vielzahl von Produkten versorgen, die speziell für Männer, Frauen, Kinder oder Teenies, zur Stärkung der Muskel- oder anderer Kräfte in Pulver- und Tablettenform angeboten werden.

Worum handelt es sich bei diesen Mitteln? Sie enthalten in erster Linie Vitamine, Mineralstoffe, Spurenelemente oder Eiweißstoffe als Einzelnährstoff, meist aber in Kombinationen. Daneben werden auch zunehmend pflanzliche Bestandteile zugefügt, die pharmakologische Wirkung haben. Zum Teil sind diese Substanzen in Europa unbekannt. Viele dieser Pflanzenstoffe werden auch in Arzneimittel eingesetzt.

Der Markt boomt: 1994 wurde der Umsatz an Nahrungsergänzungsmitteln in den USA auf vier Milliarden Dollar geschätzt. Wo liegen die Gründe dafür? Es gibt durchaus Umstände, bei denen Nahrungsergänzungen angebracht sein können, z. B. in der Schwangerschaft und Stillzeit, bei Stressbelastungen, Krankheit, bei Leistungsportlern oder Schwerarbeitern. Für andere Menschen sind nach Ansicht des Bundesinstitut für Verbraucherschutz und Veterinärmedizin (BgVV) Nahrungsergänzungsmittel völlig überflüssig. Anläßlich einer Vortragsveranstaltung der Gesellschaft für Ernährungsbiologie e. V. in München empfiehlt Dr. med. B. Viell vom BgVV über den »ernährungsphyiologischen Tellerrand« zu schauen und sieht einen der Hauptgründe in den alten Menschheitsträumen von ewiger Jugend sowie in der Angst vor Krankheit, Impotenz und beruflichem Leistungsabfall.

Ein weiterer Grund: Es ist schwierig, Ernährungswissen in die Tat umzusetzen. Studien in den USA haben ergeben, dass 98 % der Verbraucher wissen, dass sie sich ausgewogen ernähren sollen. Aber 50 % greifen zu Nahrungsergänzungsmitteln, weil sie nicht wissen, ob sie sich tatsächlich ausgewogen ernähren. Sie benutzen diese Mittel sozusagen als »ernährungsphysiologische Versichungspolice«.

Nahrungsergänzungsmittel sind nicht unbedingt ein Vorteil für die menschliche Gesundheit. Das zeigt die Warnung des BgVV für Raucher

Unsere ständige Angst: Reicht die normale Mischkost wirklich aus?

Tipp in Kürze: Dieses Geld können Sie sparen.

vor der isolierten Aufnahme von Beta-Carotin. Viele Raucher möchten ihr gesundheitliches Risiko durch die Zufuhr von Vitaminpräparaten mindern. Untersuchungen zeigten jedoch, dass Raucher, die über längere Zeit definierte Dosen von Beta-Carotin erhielten, häufiger Lungenkrebs bekamen und stärker von tödlichen Erkrankungen des Herzkreislaufsystems bedroht waren. Das BgVV empfiehlt Rauchern deshalb den Verzicht auf Beta-Carotin-haltige Nahrungsergänzungsmittel, Vitaminpräparate und Getränke, die mit Beta-Carotin angereichert sind.

Gesundheitlich völlig unbedenklich ist dagegen die Aufnahme von Beta-Carotin aus Obst und Gemüse. Nach dem Ernährungsbericht der DGE von 1996 ist eine hohe Zufuhr von Beta-Carotin in Form von grünem Gemüse und frischen Obst mit einem verringerten Lungenkrebsrisiko – sowohl bei Rauchern als bei Nichtrauchern – verbunden.

Wem läuft beim Anblick von Gemüsekapseln schon das Wasser im Munde zusammen?

Die Gesamtkomposition muss stimmen!

Unser Körper braucht täglich sein Quantum an Nähr- und Schutzstoffen, um gesund, fit und leistungsfähig zu bleiben oder es wieder zu werden. Es kommt nicht darauf an, bestimmte Nährstoffe oder Lebensmittel zu bevorzugen. Wichtig ist, dass wir aus der Vielfalt der Nahrungsmittel schöpfen und damit das gesamte Spektrum an Nähr- und Schutzstoffen aufnehmen. Getrost kann man dann (außer es wird von ärztlicher Seite empfohlen) auf Mineralstoffpillen oder Vitamintabletten verzichten. Außerdem können Pülverchen, Kapseln oder Tropfen ohnehin mit dem Genuss einer süßen reifen Orange, einer erfrischenden Buttermilch oder eines mit Tomaten und Kresse belegten Vollkornbrotes nicht mithalten.

Genuss und Gesundheit auf einen Nenner zu bringen ist nicht so schwer, wie man im ersten Moment glauben möchte. Ernährungsexperten empfehlen heute eine fettarme Ernährung mit viel Obst, Gemüse und Vollkornprodukten.

Ein gutes Vorbild dafür ist die Mittelmeerküche. Der Speiseplan besteht meist aus kleineren Gerichten mit viel Gemüse, Nudeln, Reis und Brot – letzteres gehört grundsätzlich zu jeder Mahlzeit. Fleisch steht selte-

Nahrungsmittelpyramide

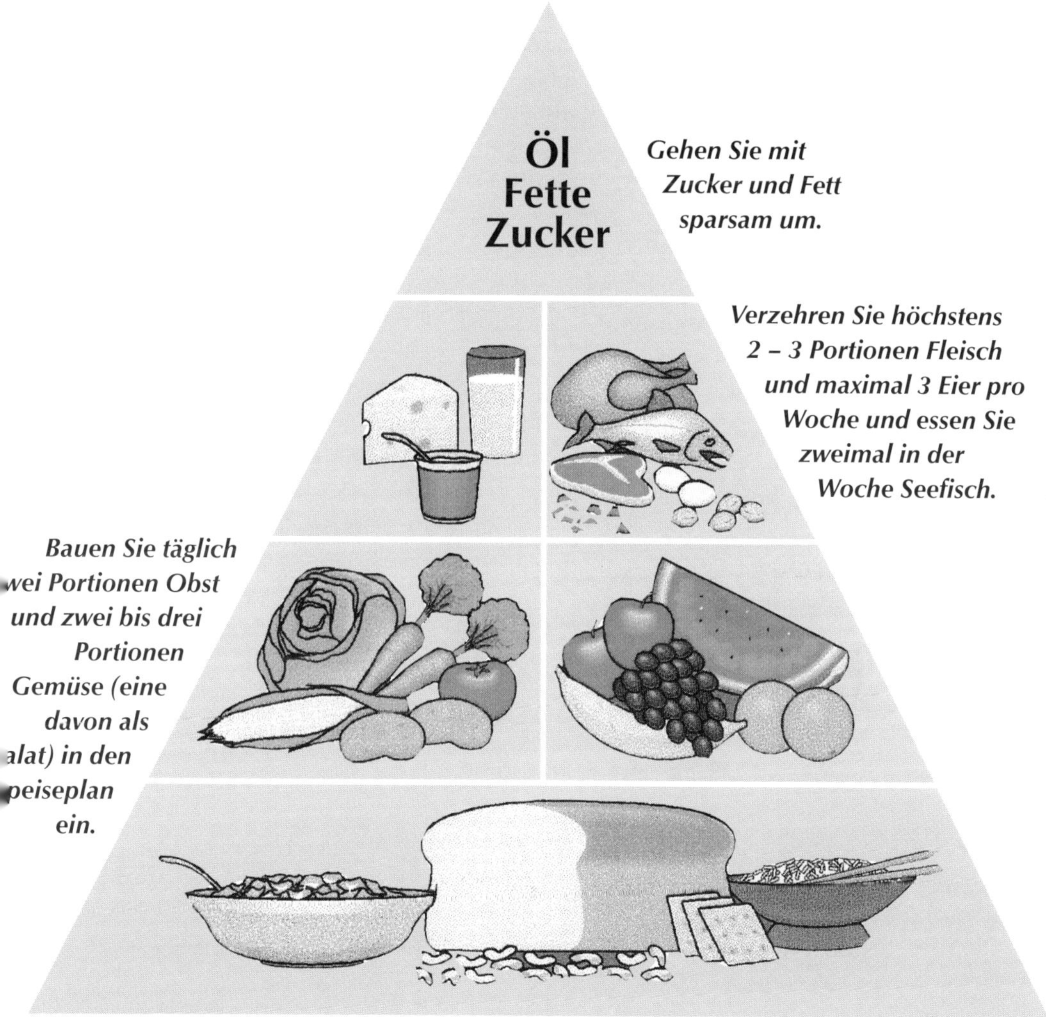

Essen Sie täglich Vollkornprodukte wie Vollkornbrot oder Müsli. Versuchen Sie einmal Rezepte mit Hirse oder Grünkern. Wechseln Sie zwischen Reis, Nudeln und Kartoffeln ab.

ner als bei uns auf dem Speiseplan, und wenn, dann vor allem Geflügelfleisch und Fisch. Jogurt und Käse werden regelmäßig gegessen. Obst gibt es zwischendurch oder als Nachtisch. Als wichtigste Fettquelle dienen Oliven- und andere Pflanzenöle.

»Wer sich so ernährt, nimmt Vitamine, Mineralstoffe, Spurenelemente, Ballaststoffe sowie ungesättigte Fettsäuren in ausreichender Menge und in richtiger Kombination auf« betonte 1996 Dr. Helmut Oberritter, Wissenschaftlicher Leiter der Deutschen Gesellschaft für Ernährung (DGE). »Die mediterrane Ernährung, wie sie insbesondere auf Kreta und in Süditalien vorkommt, stimmt weitgehend mit den Empfehlungen der DGE überein. Sie schmeckt nicht nur gut, sondern trägt zum Schutz vor ernährungsabhängigen Krankheiten bei.« Und ein weiteres Plus: Die Südländer nehmen sich Zeit beim Essen und genießen mit Freude. Das sorgt für Wohlbefinden rundum.

Der beste Schutz Ihrer Gesundheit. 5-a-day: 5 x täglich Obst und Gemüse.

Die Lebensmittel lassen sich in sieben Gruppen einteilen, wobei die Getränke in einer eigenen Gruppe zusammengefasst sind. Um zu erkennen, welchen Anteil die verschiedenen Gruppen in der Ernährung haben sollten, werden die Lebensmittelgruppen häufig als Pyramide dargestellt.

Etwa zwei Drittel der täglichen Nahrungsmenge sollten aus pflanzlichen Lebensmitteln bestehen: Obst, Gemüse, Getreideprodukte, Kartoffeln und Hülsenfrüchte. Eine pflanzenbetonte Ernährung liefert nicht nur wertvolle Inhaltsstoffe wie Vitamine und Mineralstoffe usw., sondern reduziert automatisch die zur Zeit in Deutschland zu hohe Energie-, Fett- und Kochsalzaufnahme.

Um das Schutzpotential von Obst und Gemüse optimal zu nutzen, kann man sich an konkreten Empfehlungen einschlägiger Institutionen orientieren. Das National Cancer Institut der USA sowie die Europäische Gesellschaft für Krebsprävention raten, täglich mindestens fünf Portionen Obst und Gemüse zu verzehren. Die DGE empfiehlt pro Tag mindestens 200 Gramm Gemüse gegart, 100 Gramm Gemüse roh, 75 Gramm Salat und 250 bis 300 Gramm Obst.

Die Deutsche Gesellschaft für Ernährung hat zehn Regeln zur Orientierung erstellt, die helfen sollen, die Ernährung bedarfsgerecht zu gestalten und zugleich Genuss, Freude und Spaß am Essen und Trinken zu wecken und zu fördern.

- ❐ vielseitig, aber nicht zuviel essen
- ❐ weniger Fett und fettreiche Lebensmittel aufnehmen
- ❐ wenig Süßes verzehren
- ❐ mehr Vollkornprodukte im Speiseplan einbauen
- ❐ Obst, Gemüse und Kartoffeln in den Mittelpunkt der Ernährung stellen
- ❐ weniger tierisches Eiweiß zu sich nehmen
- ❐ ausreichend trinken, d. h. mindestens 1,5 Liter pro Tag
- ❐ öfter, dafür aber kleinere Mahlzeiten essen – anstelle von drei Hauptmahlzeiten besser fünf kleinere
- ❐ Speisen schmackhaft und schonend zubereiten
- ❐ würzig, aber nicht salzig, das heißt lieber mit Kräutern und Gewürzen würzen. Und
- ❐ wenn Salz, dann nur Jodsalz verwenden.

✓

Tipp in Kürze: Wenn Sie Ihre Essgewohnheiten verändern wollen, gehen Sie schrittweise vor. Sie und Ihr Körper brauchen Zeit, um sich an die Neuerungen zu gewöhnen.

Teil II:
Die wunderbare Kraft unserer Nahrung: Vom Apfel bis zur Zwiebel

Nahrung ist starke Arznei.
Hippokrates (460 – 377 v. Chr.)

APFEL

Herkunft und Geschichte: Die Urheimat des Apfels liegt zwischen Schwarzem und Kaspischem Meer. Von dort brachten bereits 5.000 Jahre vor Christi Geburt syrische Kaufleute die ersten Exemplare mit nach Mesopotamien und an den Nil. Im Laufe der Jahrtausende hat der Apfel die ganze Welt erobert. In Europa ist er heute vom Mittelmeerraum bis zu den nordischen Ländern heimisch.

Vorbeugen und Heilen: Der Apfel gilt seit jeher als das »medizinische Obst« schlechthin. »One apple a day keeps the doctor away«, sagt ein englisches Sprichwort. Es dürfen auch gern zwei oder drei Äpfel sein! Sie helfen bei Darmentzündungen, regulieren die Verdauung und werden in der Naturheilkunde als mildes Abführmittel empfohlen. Zahllose Mütter haben schon Durchfall bei Säuglingen mit geriebenem Apfel erfolgreich behandelt. Die heilende Wirkung ist dem hohen Gehalt an Pektin zu verdanken, das im Darm Wasser aufsaugt und entgiftend wirkt. Dieser Ballaststoff, der konzentriert in der Schale vorkommt, bindet aber auch Gallensäuren, senkt damit (s. S. 24/25) den Cholesterinspiegel im Blut und hilft außer-

Der Apfel: auch »Zahnbürste der Natur« genannt.

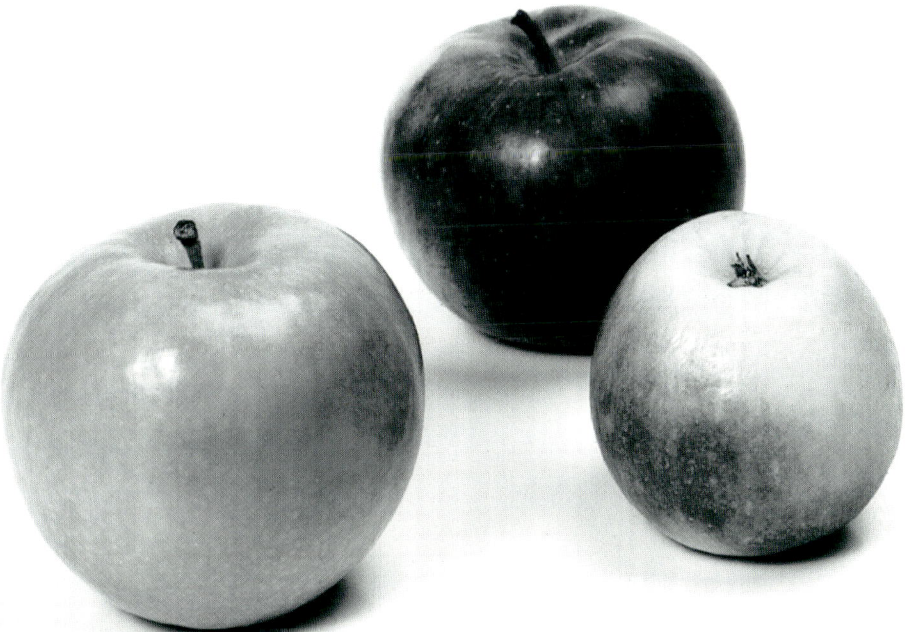

dem, den Blutzuckerspiegel zu stabilisieren. Und schließlich macht der kalorienarme Apfel erstaunlich satt, denn Pektin verzögert die Magenentleerung.

Ideal bei allen Darmproblemen.

Vor allem in der Schale sitzt auch das Vitamin C (s. S. 14/15). Flavonoide und Phenolsäuren (s. S. 16 und S. 20/21) schützen das Vitamin C selbst vor den Angriffen aggressiver Sauerstoff-Radikale. Eigentlich sind Äpfel mit 12 Milligramm Vitamin C/100 Gramm nur mäßige Vitamin-C-Lieferanten. Doch die Menge macht's: Der Pro-Kopf-Verbrauch/Jahr liegt derzeit bei 16,5 Kilogramm. Besonders Vitamin-C-reiche Apfelsorten sind Berlepsch, Idared und Boskop.

Wegen seines Gehalts an Fruchtsäuren wird der Apfel auch »Zahnbürste der Natur« genannt. Er versorgt uns außerdem mit Kalium, das für die Übertragung der Nervenreize, die Muskeltätigkeit und den Wasserhaushalt wichtig ist.

Einkaufen: Kaufen Sie nur vollentwickelte Äpfel. Man erkennt sie an einer breiten, gut ausgebildeten und tiefen Kelchgrube.

In der Küche: Der Apfel bietet eine Fülle von Geschmacksabstufungen von saftig-süß bis herb-säuerlich. Entsprechend vielfältig sind auch die Zubereitungsmöglichkeiten. Der Apfel kommt in den Obst-, Herings- oder Kartoffelsalat, in Apfelstrudel, Kuchen und Torten, auf Rohkostplatten, als Füllung in Ente oder Gans sowie zum Rot- und Sauerkraut. Nicht zu vergessen: Apfelsaft oder Apfelwein.

Achtung: Waschen Sie Äpfel immer mit heißem und kaltem Wasser gründlich ab, um Staub, Schmutz, Wachse und eventuelle Rückstände von Pflanzenschutzmitteln von der Schale zu entfernen.

APRIKOSE

Herkunft und Geschichte: Die Heimat der Aprikose, die in Österreich Marille und in der Ostschweiz Barille genannt wird, ist China und das Armenische Hochland zwischen Schwarzem und Kaspischem Meer. Zur Zeit Alexanders des Großen wurde die kräftig orangengelbe Frucht von Armenien aus nach Rom gebracht. Heute baut man Aprikosen rund um den Globus an.

Vorbeugen und Heilen: Frische, reife Aprikosen sind reich an Vitaminen und Mineralstoffen, aber arm an Kalorien. Vor allem liefern sie enorm viel Beta-Carotin (s. S. 14, S. 15 und S. 19). Darüber hinaus ist Beta-Carotin als Vorstufe zu Vitamin A ein wichtiger Biostoff für unsere Sehkraft, für gesunde Schleimhäute, für eine glatte, schöne Haut und für ein funktionierendes Immunsystem. Ferner enthalten die saftigen Früchte so reichlich Kalium, dass sie auf natürliche Weise entwässernd und blutdrucksenkend wirken und damit Herz und Kreislauf entlasten. Aufgrund des hohen Kaliumgehalts werden Aprikosen auch bei Rheuma und Gicht empfohlen. Ferner liefern sie reichlich Flavonoide und Phenolsäuren (s. S. 16 und S. 20/21).

Überaus gesund sind getrocknete Aprikosen, auch wenn der Kaloriengehalt im Vergleich zu frischen deutlich höher ist. Getrocknet enthalten Aprikosen mehr als doppelt so viel Beta-Carotin und mehr als viermal so viel Kalium. Hinzu kommen reichlich Ballaststoffe und mit fünf Milligramm/100 Gramm ein beachtlicher Gehalt an Eisen, das für die Blutbildung wichtig ist. Getrocknete Aprikosen sorgen für Abhilfe bei Verstopfung, wobei man etwa 100 Gramm über den Tag verteilt essen und viel Flüssigkeit dazu trinken sollte.

Einkaufen: Kaufen Sie nur reife Früchte. Das Fruchtfleisch muss weiß, gelb oder kräftig orangenfarben sein und auf leichten Fingerdruck nachgeben. Zu früh gepflückte Aprikosen reifen nicht mehr nach.

Ein Bestandteil der Rheuma- und Gichtdiät.

In der Küche: Aprikosen werden meisten roh als Zwischenmahlzeit gegessen. Sie schmecken aber auch herrlich als Kompott, Marmelade, Obstkuchen oder als Marillenknödel, die die Österreicher mit einem Topfenteig (Quarkteig) backen.

Achtung: Getrocknete Aprikosen können geschwefelt sein. Dazu behandelt man die Früchte vor dem Trocknen mit Schwefeldioxid (E 220), um die Farbe zu stabilisieren. Manche Menschen reagieren auf die dabei entstandenen Stoffe mit Asthmaanfällen (Sulfit-Asthma).

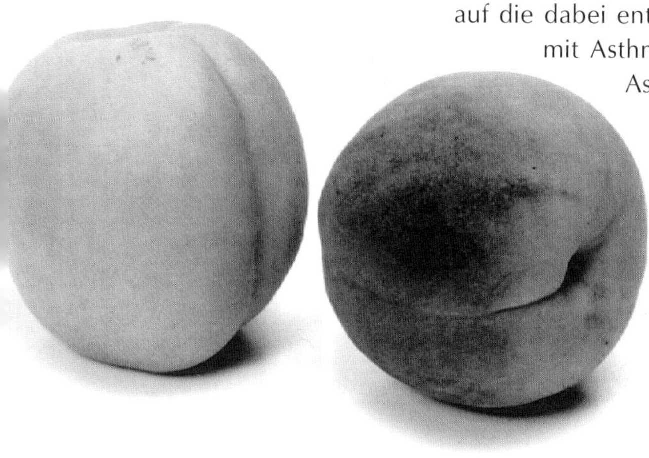

AVOCADO

Damit kann man im Urwald überleben.

Herkunft und Geschichte: Die Hochebenen Mexikos und Zentralamerikas sind die Urheimat der Avocado. Sie sieht meistens aus wie eine Birne, ist aber botanisch eine hartschalige Beere. Ihren Namen erhielt die hell- bis dunkelgrün, aubergine bis schwarz gefärbte Frucht durch eine Reihe von sprachlichen Verfälschungen aus dem aztekischen »Aguacate«. Der spanische Eroberer Hernando Cortez (1485 - 1547) bekam die Avocado von den Azteken geschenkt und brachte sie für das spanische Königshaus nach Europa mit. Heute werden Avocados in subtropischen und tropischen Regionen wie Mexiko, Brasilien, den Südstaaten der USA, Afrika, Spanien, Italien und Israel angebaut.

Vorbeugen und Heilen: Das weißlichgrüne bis grüne oder gelbe Fruchtfleisch enthält 15 bis 30 % Fett und lässt sich daher wie Butter streichen. Das leichtverdauliche Fett enthält überwiegend Ölsäure, eine einfach ungesättigte Fettsäure, die den Cholesterinspiegel im Blut senkt. Kaum eine Frucht enthält soviel Eiweiß wie die Avocado: 2 %. Sie liefert damit auch alle lebenswichtigen Aminosäuren. Ferner sind Avocados reich an Mineralstoffen und Vitaminen. Mit 500 Milligramm Kalium/100 Gramm können sie bei der Therapie von Bluthochdruck oder Herzrhythmusstörungen unterstützend wirken. Beachtlich ist der Gehalt an Vitamin E (s. S. 14/15). Frauen, die unter dem prämenstruellen Syndrom leiden, sollten Avocados wegen ihres hohen Gehalts an Vitamin B_6 essen. In Ostasien gelten sie seit jeher als Mittel gegen Menstruationsstörungen. Außerdem finden die Früchte vielfach für Hautcremes oder Gesichtsmasken Verwendung.

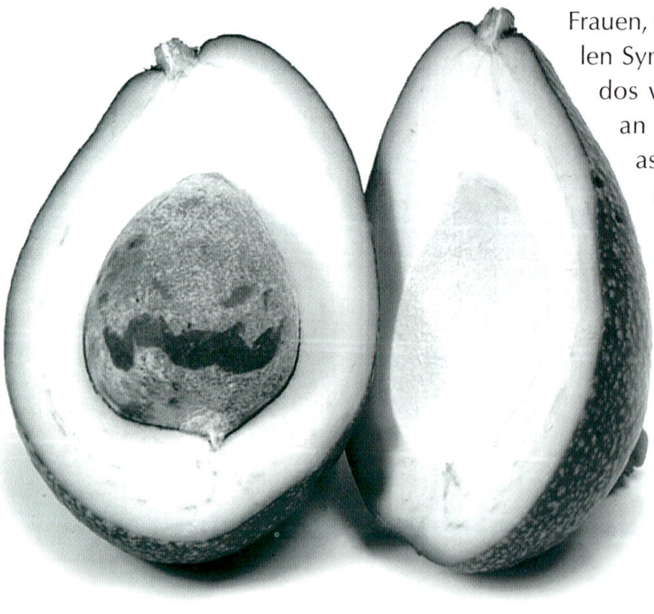

Einkaufen: Avocados schmecken nur, wenn sie reif sind. Vollreife Früchte geben auf leichten Druck nach. Nur Avocados der Sorte »Hass« bleiben hart: Sie sind reif, wenn die Schale schwarz ist. Unreife Früchte reifen bei Zimmertemperatur nach.

In der Küche: Der milde, leicht nussartige, aber ziemlich neutrale Geschmack macht die Avocado zum Variationskünstler in der Küche. Man kann die Hälften nur mit Salz, Pfeffer und Zitronensaft, einer Sauce Vinaigrette oder anderen scharfen Saucen würzen und auslöffeln. Pikant gefüllt, z. B. mit Eier-, Krabben- oder Geflügelsalat, ergeben Avocados festliche Vorspeisen. Beliebt ist ein herzhafter Brotaufstrich aus püriertem Fruchtfleisch, das mit Knoblauch, Salz, Pfeffer, Basilikum und Peperoni abgeschmeckt wird. Püriertes Avocadofleisch kann man in jede beliebige Brühe einrühren, sie darf aber danach nicht mehr kochen. Aufgeschnitten schmecken Avocados zu Fleisch und Gemüsen, als Nachspeise in Obstsalat oder süßen Avocadocremes.

Praktischer Tipp: Aufgeschnittene Avocadohälften sofort mit Zitronensaft bestreichen! Das Fruchtfleisch verfärbt sich schnell.

BANANE

Herkunft und Geschichte: Bananen sind nach den Äpfeln der Deutschen liebstes Obst; immerhin verspeist jeder von uns laut Statistik rund 13 Kilogramm pro Jahr. Die Banane ist eine der ältesten Kulturpflanzen der Erde, wird aber erst seit dem letzten Drittel des vorigen Jahrhunderts nach Europa eingeführt. Ursprünglich in Asien beheimatet, wachsen Bananen heute rund um den Äquator in allen tropisch feuchtheißen Ländern.

Nicht nur Babys lieben diese Frucht.

Vorbeugen und Heilen: Bei körperlicher (Sportler!) und geistiger Arbeit helfen die krummen Früchte mit der gelben Schale, ein Leistungstief abzufangen. Denn reife Bananen spenden Energie in Form von viel Rohr-, Trauben- und Fruchtzucker, der schnell vom Darm ins Blut übergeht. Ferner verfügen die Früchte über eine Mixtur aus zehn verschiedenen Vitaminen und 18 Mineralstoffen und Spurenelementen. Beachtlich ist insbesondere der Gehalt an Beta-Carotin (Schutz u. a. für Augen, Haut und Schleimhäute sowie vor freien Radikalen), Folsäure (wichtig für die Bildung der roten und weißen Blutkörperchen und der Schleimhäute) und Vitamin B6 (Nervenvitamin). Aufgrund des hohen Vitamin-B6-Gehalts sind Bananen für Frauen in den Tagen vor den Tagen empfehlenswert, um seelische Spannungen leichter zu überwinden. Mit 395 Milligramm/100 Gramm liefern Bananen ein Fünftel des Tagesbedarfs an Kalium, das für den Wasserhaushalt sowie für die Muskel- und Nerventätigkeit wichtig ist und hilft, den Blutdruck zu normalisieren. Weiterhin enthalten Bananen reichlich Pektin, das positiv auf den Darm und den Cholesterinspiegel wirkt (s. S. 24/25). Schließlich haben sich Bananen, insbesondere grüne, unreife Kochbananen, als Diätfrucht bewährt, die bei Magenverstimmungen und Magengeschwüren hilft.

Tropenfrüchte mögen keine Kälte.

Einkaufen: Grüne Bananen lässt man bei Zimmertemperatur nachreifen, auf keinen Fall im Kühlschrank. Bananen reagieren sehr empfindlich auf Kälte. Kleine schwarze, sommersprossenartige Tupfen sind ein Zeichen für Vollreife. Die Bananen haben dann den höchsten Zuckergehalt und das beste Aroma, sollten aber schnell verbraucht werden.

In der Küche: Bananen sind im Nu geschält und gegessen. Sie eignen sich aber auch hervorragend für Cremes, für Speiseeis und Milchmixgetränke oder als Beigabe im Obstsalat oder Müsli, in würzigen Fleischspeisen oder Currygerichten. Kochbananen kann man nicht roh essen: Sie werden gekocht, gebraten oder gebacken.

Achtung: Bananen können aufgrund von biogenen Aminen bei empfindlichen Menschen Migräne auslösen.

Praktischer Tipp: Schälen Sie Bananen immer erst kurz vor der Verwendung, und beträufeln Sie das Fruchtfleisch mit Zitronensaft, da es sich sehr schnell bräunlich verfärbt.

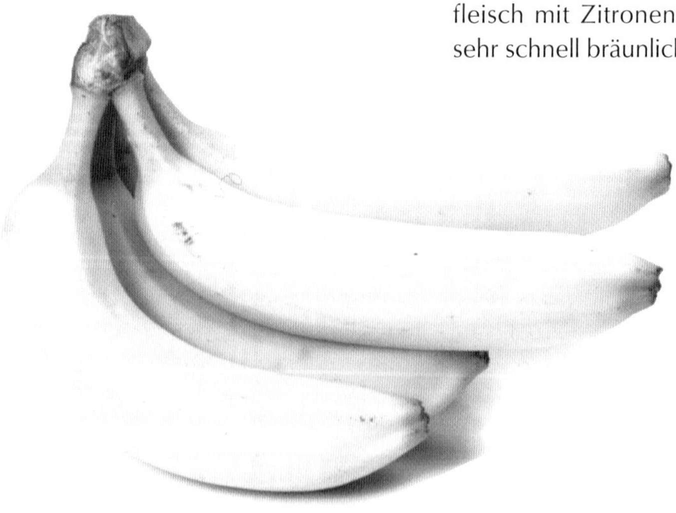

BIRNE

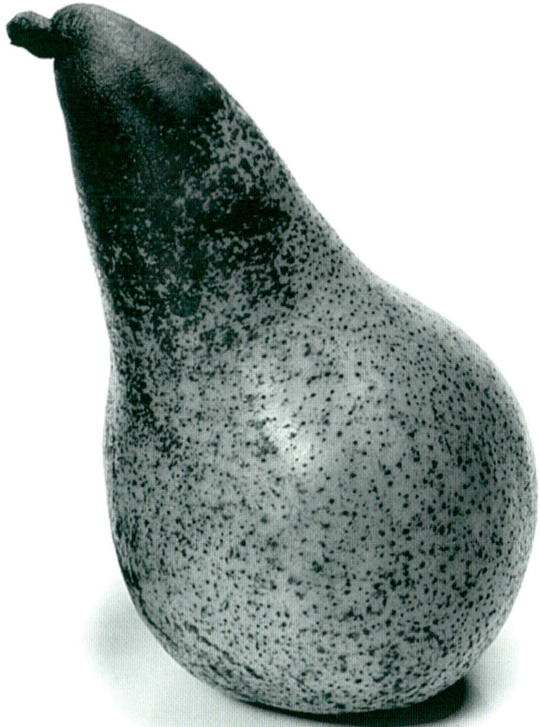

Herkunft und Geschichte: Die Urheimat der Birne liegt im Kaukasus, in Transkaukasien und Anatolien. Heute wird sie weltweit in den gemäßigten Breiten angebaut. Schon die alten Griechen wussten den Birnbaum zu veredeln. Im ersten Jahrhundert nach Christus kannten die Römer bereits vierzig Birnensorten. Im Mittelalter galt die Birne als Marienpflanze. Nach alten Volksglauben grünte ein Birnen-Reis für jeden Hingerichteten, der unschuldig war. Außerdem hängte man Birnenzweige über dem Stalltor auf, um Hexen zu vertreiben. Wenn Sie selbst Birnen im Garten ernten: Halten Sie die Baumgeister bei guter Laune, indem Sie ein paar Früchte in den Zweigen hängen lassen.

Vorbeugen und Heilen: Birnen schmecken und sättigen gut. Sie enthalten weniger Fruchtsäuren als Äpfel, aber meist höhere Zuckerwerte. In ihnen steckt eine Vielzahl von Vitaminen und Mineralstoffen, darunter vor allem das Herzschutz-Element Kalium, das entwässernd wirkt und für die Regulierung des Blutdrucks wichtig ist. Sogar getrocknete Birnen sind noch eine hervorragende Kaliumquelle. Wenn bei älteren Menschen (besonders bei Frauen nach den Wechseljahren) der Blutdruck steigt, empfehlen Naturärzte an zwei Tagen in der Woche sogar eine Birnendiät: ausschließlich 1.500 bis 2.000 Gramm Birnen, am besten Butterbirnen. Das Pektin der Birne hält die Verdauung in Schwung und hilft, den Cholesterinspiegel im Blut zu senken. Schließlich ist das feine Obst mit beachtlichen Mengen an Flavonoiden (s. S. 20/21) ausgerüstet. Die Volksmedizin schätzt die Birne als Mittel zur schnelleren Wundheilung und zur Senkung des Fiebers.

Auch getrocknet sind sie wertvoll.

Einkaufen: Überreife Früchte sind nicht lange haltbar. Sie werden schnell mehlig und ungenießbar. Grünliche, noch harte Birnen reifen innerhalb weniger Tage nach.

In der Küche: Süß und saftig eignen sich die Birnen nicht nur zum »So-Essen«, sondern auch zum Einmachen und zur Herstellung von Kompott, Marmelade, Dörrobst oder Most. Ferner schmecken Birnen als Vorspeise roh zu Schinken oder mit Käse überbacken auf Toast, als Beilage zu Rind- und Schweinefleisch oder Wild, als Dessert mit Schokoladensauce und Eis als »Birne-Helene«, aber auch als Kuchen auf Biskuit-, Rühr- oder Hefeteig.

Achtung: Bei entzündlichen Magen- und Darmerkrankungen sowie Blähungen sollte man Birnen mit harten Steinzellen nicht roh essen, da sie den Verdauungstrakt stark belasten können. Als Kompott sind sie aber durchaus bekömmlich.

BLUMENKOHL

Herkunft und Geschichte: In Kleinasien wurde der Blumenkohl bereits in der Antike geschätzt. Der Legende nach bekamen Pilger im 16. Jahrhundert Blumenkohlsamen von Mönchen auf der Insel Zypern und brachten ihn nach Italien mit. Seinen Namen verdankt das Gemüse dem fleischig verdickten Blütenstand mit den unzähligen Röschen. Die ursprünglich grünen Blumenkohlköpfe wurden durch Züchtung mit der Zeit strahlend weiß. Heute gibt es wieder grünen, ja sogar violetten (Sizilien) und gelben (USA) Blumenkohl.

Die sanfte Entwässerungskur.

Vorbeugen und Heilen: Der Blumenkohl ist – im Gegensatz zu anderen Kohlgemüsen – zart und leicht verdaulich. Er eignet sich besonders gut als Kranken- oder Schonkost bei Magen- und Darmerkrankungen. Die Naturheilmedizin empfiehlt Blumenkohl bei Nieren- und Blasenleiden sowie Arthritis. Blumenkohl enthält im Mittel 330 Milligramm Kalium pro 100 Gramm, hat dadurch eine stark wassertreibende Wirkung und lindert Gelenkschmerzen bei Arthrose und Arthritis. Das liegt an seinem hohen Gehalt an Vitamin B5 (= Pantothensäure), das entzündungshemmend wirkt. Mit knapp 70 Milligramm/100 Gramm gehört Blumenkohl zu unseren wertvollsten Vitamin-C-Lieferanten (s. S. 15). Weiterhin liefert Blumenkohl reichlich Folsäure (wichtig für gesunde Schleimhäute sowie für die Bildung der roten und weißen Blutkörperchen). In der Schwangerschaft erfüllt Folsäure zudem eine wichtige Schutzfunktion. Bei einem Mangel steigt deutlich das Risiko für eine Fehlgeburt oder für Neuralrohrdefekte beim Kind, dessen Gehirn und Rückenmark sich nicht richtig ausbilden. Schließlich ist Blumenkohl reich an krebsschützenden Glucosinolaten. Bestimmte Abbauprodukte, die Indole, sollen einen positiven Einfluß auf den Östrogenstoffwechsel haben und damit vor Brust- und Gebärmutterschleimhautkrebs schützen.

Einkaufen: Nur frisch liefert Blumenkohl die meisten Biostoffe. Zeichen für Frische sind eine feste Blume, schöne grüne Blätter und ein saftiger Strunk.

In der Küche: Legen Sie den geputzten Blumenkohl vor der Zubereitung mit dem Strunk nach oben etwa 15 Minuten in kaltes Salzwasser, damit Raupen und Ungeziefer auswandern. Roh geraspelt, mit feingehackten Gewürzgurken, Zwiebeln und Dill sowie mit etwas Salatmayonnaise vermixt, schmeckt Blumenkohl vorzüglich als Rohkost. Wenn Sie ihn kochen, sollten Sie ihn einfach mit gebräunten Semmelbröseln bestreuen oder mit Käse überbacken. Gibt man beim Kochen einen Schuss Milch dazu, dann bleibt der Blumenkohl schön weiß.

Einer unserer wertvollsten Vitamin-C-Lieferanten.

Praktischer Tip: Pantothensäure und Folsäure sind säureempfindlich. Deshalb sollten Sie bei der Zubereitung des Blumenkohls mit Essig oder Zitronensaft sparsam umgehen.

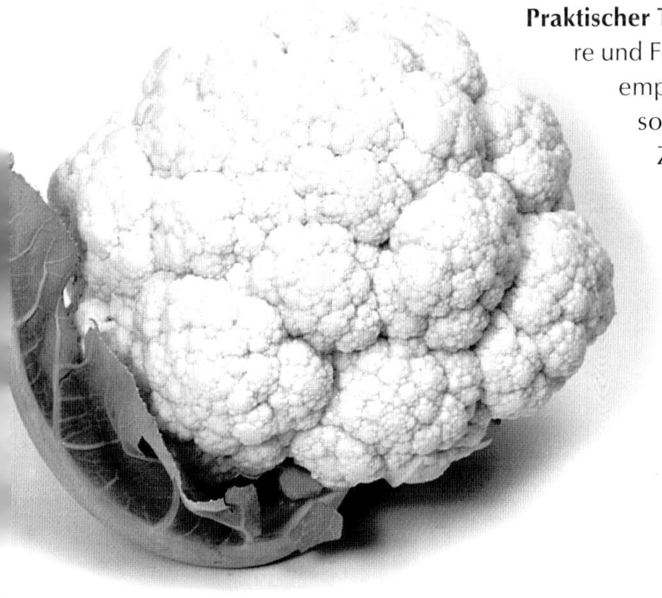

BROKKOLI

Der bessere Blumenkohl?

Herkunft und Geschichte: Nach dem Ersten Weltkrieg geriet der Brokkoli in Deutschland in Vergessenheit. Doch seit einigen Jahren findet der grüne Verwandte des Blumenkohls bei uns immer mehr Liebhaber. Er ist eine Fortentwicklung des Blumenkohls und kommt wie dieser ursprünglich aus Kleinasien. Die heutigen Produkte stammen meistens aus Italien.

Vorbeugen und Heilen: Brokkoli schmeckt nicht nur intensiver als Blumenkohl, sondern liefert auch mehr Vitamine und Mineralstoffe, insbesondere Vitamin C (Immunabwehr und Psyche), Beta-Carotin (Haut und Augen) und Folsäure (Zellteilung, Schutzvitamin in der Schwangerschaft) sowie Kalium (entwässernd, blutdrucksenkend), Eisen (Bildung der roten Blutkörperchen, Sauerstofftransport) und Calcium (Vorbeugung von Osteoporose). Beta-Carotin und Vitamin C schützen als Antioxidantien Zellen und Blutgefäße vor den Angriffen von freien Radikalen (s. S. 13/14). Sie werden dabei unterstützt von einem Stoff namens Quercetin, der im Brokkoli reichlich vorkommt und zur Gruppe der Flavonoide gehört (s. S. 17). Wie Blumenkohl ist auch Brokkoli reich an krebsschützenden Glucosinolaten (s. S. 20). Im Brokkoli finden sich vor allem erhebliche Menge an Sulforaphan, dem Abbauprodukt eines Glucosinolats. Sulforaphan bewirkt, dass Schutz- und Abwehrenzyme krebsauslösende Substanzen entgiften, und hemmt damit die Krebsentstehung. Nach einer neueren Untersuchung enthalten Brokkoli-Schösslinge, die höchstens drei Tage alt sind, doppelt so viel Sulforaphan wie erwachsene Pflanzen.

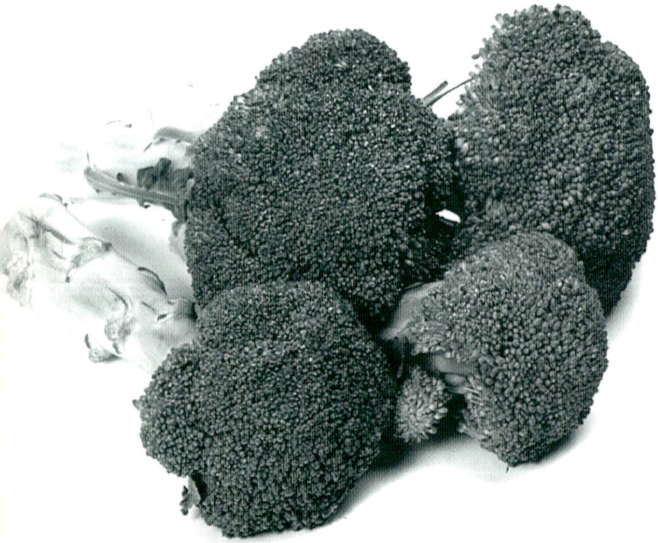

Einkaufen: Frischer Brokkoli hat kräftig grüne Stängel und Blätter sowie dunkelgrüne Köpfe mit geschlossenen Blüten. Das Gemüse ist nicht mehr frisch und schmeckt bitter, wenn die Röschen einen orangefarbenen Schimmer haben. Gelbliche oder schwarze Flecken weisen darauf hin, dass der Brokkoli überreif und zu lange gelagert worden ist.

In der Küche: Beim Brokkoli können Sie alles mitessen: die Röschen, die Stiele und die Deckblätter. Die Stiele ähneln im Aussehen und Geschmack dem Grünspargel. Deshalb bezeichnen Feinschmecker den Brokkoli auch als Spargelkohl. Die stärkeren Stängel sollte man ein wenig schälen und kreuzweise einschneiden, damit sie gleichzeitig mit den Röschen gar werden. Brokkoli können Sie wie Blumenkohl zubereiten. Er passt zu Geflügel, Schwein, Kalb und Lamm, er schmeckt aber auch als Suppe, Salat oder mit einer Käsesauce überbacken.

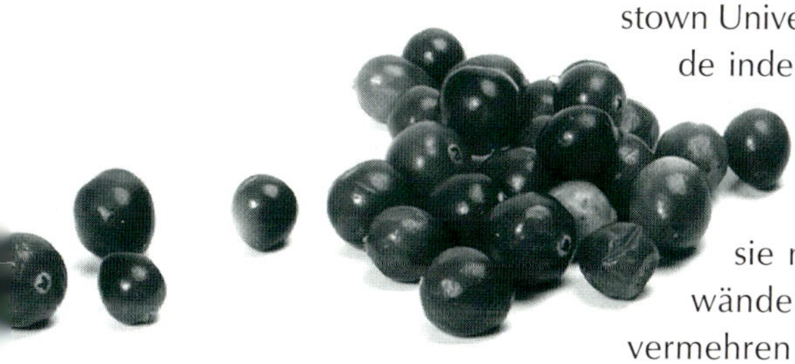

CRANBERRY

Herkunft und Geschichte: Die Heimat der Cranberry, die bei uns »Kulturpreiselbeere« oder auch »amerikanische Moosbeere« genannt wird, ist das nordöstliche Nordamerika. Die rote, etwa zwei Zentimeter dicke Beere ist botanisch eng verwandt mit der bei uns wild wachsenden Preiselbeere und mit der Moosbeere. Trotzdem können die Früchte nicht gleichgesetzt werden, da sie sich in Größe und Inhaltsstoffen unterscheiden.

Vorbeugen und Heilen: Der Saft der Cranberry gilt in Nordamerika als Heilmittel zur Vorbeugung und Behandlung von Infektionen der Blase, der Nieren und Harnwege. In den letzten Jahrzehnten konnten klinische Studien die Erfahrungen der Naturmedizin wissenschaftlich untermauern. Zunächst meinten die Wissenschaftler, die Cranberry erhöhe den Säuregehalt im Urin und töte dadurch die unerwünschten infektionsauslösenden Bakterien ab. Bei Untersuchungen an der Youngstown University in Ohio (USA) wurde indessen eine Substanz entdeckt, die die Oberfläche der Bakterien derart verändert, dass sie nicht mehr an den Zellwänden »andocken« und sich vermehren können. Die Bakterien

Eine Lösung für alle, die an Harnweg-Infektionen leiden.

rutschen sozusagen ab und werden mit dem Urin hinausgespült. Bei einer Untersuchung bei Boston tranken ältere Frauen täglich 300 Milliliter Cranberry-Saft. Nach sechs Monaten war ihr Risiko, eine Harnweg-Infektion zu bekommen, um 58 % niedriger als das der Kontrollgruppe. An welchem Wirkstoff das liegt, weiß man bis heute nicht genau. Übrigens: Heidelbeeren, die wie die amerikanischen Moosbeeren zu den Heidekrautgewächsen gehören, haben eine ähnliche Wirkung. Cranberry-Saft ist daher ein empfehlenswertes Vorbeugungsmittel für alle, die anfällig für Entzündungen der Harnwege und Blase sind. Wenn man sich die Harnweg-Infektion jedoch bereits eingehandelt hat, muss man selbstverständlich zum Arzt gehen.

Wissenschaftler bestätigen das Volkswissen.

Einkaufen: Auch wenn das Angebot nicht groß ist, können Sie frische Cranberries in unseren Geschäften von Herbst bis Weihnachten finden.

In der Küche: Cranberries sind nicht ganz so herb-säuerlich im Geschmack wie unsere Preiselbeeren. Die Amerikaner machen aus den roten Beeren Kompott, das sie zu Truthahn und Wild essen, Mus, Fruchtmark, Gelee, Sirup und vor allem Saft. Der »Cranberry Juice Cocktail« wurde 1970 im Staat Massachusetts sogar zum Staatsgetränk ernannt.

FISCH

Herkunft und Geschichte: Fisch gehört zu den ältesten und wichtigsten Nahrungsmitteln. Jährlich werden weltweit rund 100 Millionen Tonnen Fisch gefangen. Jeder Japaner isst jährlich im Schnitt knapp 70, jeder Isländer sogar 90 Kilo Fisch. In Deutschland hat sich in den letzten Jahren der Pro-Kopf-Verbrauch auf 14 bis 15 Kilo/Jahr eingependelt.

Vorbeugen und Heilen: Fisch – aus dem Meer oder aus Binnengewässern – liefert hochwertiges Eiweiß, das dem Bedarf des Menschen besonders gut entspricht. Da Fischfleisch kaum Bindegewebe enthält,

Einkaufen: Woran erkennt man frischen Fisch?

- Fisch muss frisch riechen! Beim typischen Fischgeruch – Vorsicht!
- Die Kiemen müssen frisch hellrot leuchten.
- Die Kiemendeckel müssen fest anliegen.
- Die Schuppen müssen fest sitzen.
- Die Schleimhaut muss glatt, klar und schmierig sein.
- Die Augen müssen klar, durchsichtig und nach außen gewölbt sein.
- Das Fischfleisch muss fest und kernig sein.

Seefisch – ein wichtiger Jodlieferant

Fischart	Jodgehalt (Mikrogramm*/100 g Fisch)
Schellfisch	243
Seelachs	200
Kabeljau	170
Rotbarsch	99
Brathering	93
Scholle	53
Heilbutt	52
Makrele	49

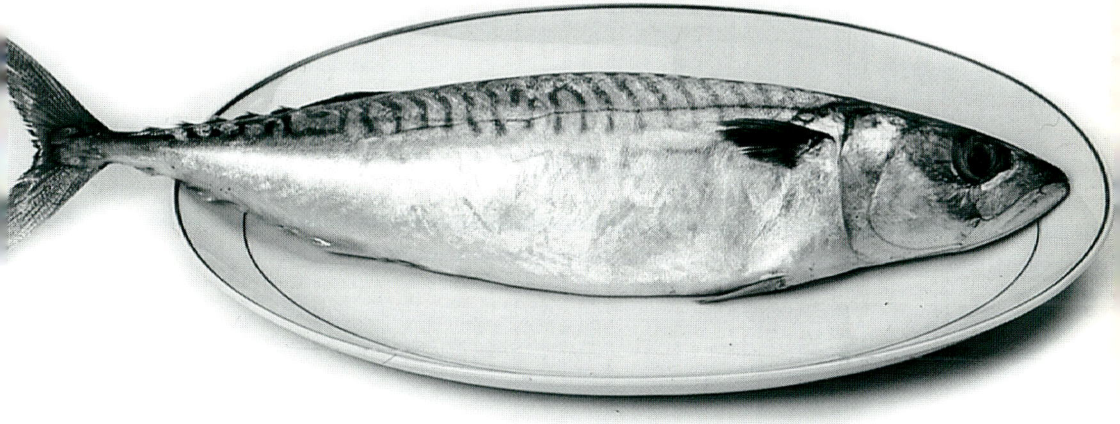

Quelle: Souci/Fachmann/Kraut, 5. Auflage
*1 Mikrogramm = 0,001 Milligramm = 0,000001 Gramm

ist es zudem leicht verdaulich. Vor allem fettreiche Kaltwasserfische wie Hering oder Makrele sind reich an den lebensnotwendigen Omega-3-Fettsäuren, die zur Vorbeugung von Herzinfarkt oder Linderung von Rheuma in der Diskussion stehen (s. S. 36).

Fettfische wie Hering, Heilbutt, Makrele oder Lachs sind gute Quellen für Vitamin D, das für den Calciumstoffwechsel unentbehrlich ist. So kann z. B. ohne Vitamin D Calcium nicht vom Darm ins Blut aufgenommen werden. Makrele, Thunfisch und Aal können für sich Spitzenwerte an Vitamin A verbuchen, das für das Immunsystem, für die Funktion der Augen, Haut und Schleimhäute wichtig ist. Sardine, Thunfisch, Makrele, Lachs und Heilbutt enthalten nennenswerte Mengen an Niacin, einem B-Vitamin, das an über 50 Stoffwechselreaktionen beim Abbau von Aminosäuren, Kohlenhydraten und Fetten beteiligt ist.

Seefische und andere Meerestiere sind die einzigen von Natur aus jodreichen Lebensmittel. Jodmangel ist in Deutschland weit verbreitet. Wenn Sie häufig Seefisch essen (am besten zweimal pro Woche), beugen Sie dem Jodmangel und dem dadurch entstehenden Kropf vor. Besonders viel Jod liefern Schellfisch, Seelachs, Kabeljau und Rotbarsch.

Viele Menschen leiden an Jodmangel, ohne es zu wissen.

In der Küche: Am besten kauft man frischen Fisch an dem Tag, an dem man ihn zubereiten und essen möchte. Garen Sie Fisch niemals in sprudelnd kochendem Wasser, sondern lassen Sie ihn bei kleiner Flamme gar ziehen.

Schadstoffbelastung: Die Furcht vor Schadstoffen ist meistens unbegründet. Die Belastung von Seefischen mit organischen Giften wie PCB (Polychlorierte Biphenyle) oder Schwermetallen wie Quecksilber und Blei wird als gering eingestuft. Das gilt auch für Süßwasserfische aus Aquakulturen. Gefahr besteht allenfalls bei stark belasteten Flüssen und Seen.

GEWÜRZE

Herkunft und Geschichte: Jahrtausendelang verwenden die Menschen bereits Gewürze als Würz-, Heil- und Opferpflanzen. So setzten die alten Ägypter unter anderem Sesam, Senf, Kümmel, Koriander, Wermut und Anis als Heilmittel ein. Im Mittelalter war der Wert der Gewürze enorm. Pfeffer wurde mit Gold aufgewogen, Safran war so viel wert wie ein Pferd und ein Pfund Ingwer so teuer wie ein Schaf. Auch wenn die Gewürze inzwischen für jeden erschwinglich sind und längst nicht mehr nur in Asien angebaut werden, haftet ihnen bis heute der Hauch des Orientalischen an.

So können Gewürze unsere Gesundheit und Wohlbefinden fördern:

Gewürze	heilende Wirkungen
Paprika, Pfeffer, Senf, Curry, Ingwer, Chili, Piment	fördern den Speichelfluss und den Appetit
Ingwer, Nelken, Piment, Zimt, Kardamom, Anis, Paprika, Pfeffer, Basilikum	steigern die Magensaftsekretion
Anis, Kurkuma, Kümmel, Curry, Oregano, Pfefferminze, Rosmarin, Wermut, Enzian, Senf, Ingwer	fördern die Bildung der Galle und die Entleerung der Gallenblase
Nelken, Ingwer, Knoblauch, Chili, Kurkuma, Muskat, Pfeffer, Piment, Rosmarin	wirken verdauungsfördernd
Fenchel, Kümmel, Anis, Knoblauch, Koriander, Salbei, Nelken, Pfeffer, Bohnenkraut, Basilikum, Dill, Wacholderbeeren, Ingwer, Zimt, Rosmarin, Pfefferminze	wirken krampflösend und lindern Blähungen
Paprika, Senf, Chili, Ingwer, Knoblauch	wirken günstig auf das Herz
Paprika, Chili, Knoblauch	wirken antithrombotisch
Knoblauch, Kresse, Meerrettich, Senf, Nelken, Kurkuma, Fenchel, Thymian, Koriander, Zimt	wirken antibakteriell
Basilikum, schwarzer Pfeffer, Knoblauch	helfen bei Verstopfung
Thymian, Anis, Fenchel, Pfefferminze, Bibernellenwurzel	wirken schleimlösend und hustenlindernd
Borretsch, Liebstöckel, Wacholder, Petersilie	wirken wassertreibend
Safran, Nelkenwurz	wirken beruhigend
Nelken, Ingwer	lindern Zahnweh

Stimulierend, verdauungsfördernd, bakterienfeindlich – und auch noch wohlschmeckend.

Vorbeugen und Heilen: Ihre medizinischen Kräfte verdanken die Gewürzpflanzen dem Gehalt an sekundären Pflanzenstoffen wie Bitterstoffen, Senfölen, ätherischen Ölen oder Flavonoiden. Gewürzte Speisen steigern den Genuss und sorgen für geschmackliche Abwechslung. Ihr Duft und Geschmack steigert die Produktion von Speichel und Magensaft, regt damit den Appetit an und fördert die Verdauung. Ferner wird einer gewürzten Ernährung eine Steigerung der Gallensekretion und Gallenmotorik, eine günstige Wirkung auf die Tätigkeit von Herz und Kreislauf und ein positiver Einfluss auf die Durchblutung zugesprochen. Schmackhaft würzige Nahrung hilft auch, Müdigkeit und Leistungsabfall zu vertreiben, weil sie vermutlich die Bildung der Nebennierenrindenhormone anregt. Das sind Hormone, die die Leistungsfähigkeit des Körpers heben und ihm helfen, Stress-Situationen wie Unfall, Kälte, Hunger oder Infektionen besser zu überstehen. Von einigen scharfen Gewürzen ist bekannt, dass sie ähnlich wie Antibiotika wirken und das Wachstum von Bakterien hemmen. Vor

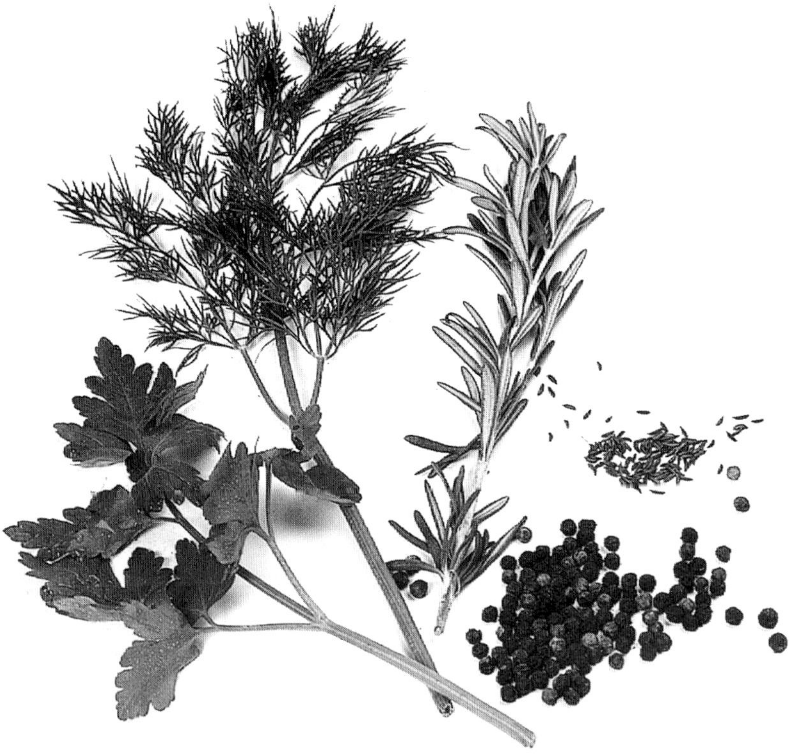

allem in südlichen Gebieten machen sich die Hausfrauen diesen Effekt – bewusst oder unbewusst – zu Nutze, wenn sie die Speisen feurig scharf würzen. Je heißer das Klima, desto schärfer die Küche des Landes, fanden die Biologen P. Sherman und J. Billing von der Cornell Universität in Ithaca (New York) heraus, als sie die häufigsten Gewürze – darunter Zwiebeln, Knoblauch, Ingwer, weißen und schwarzen Pfeffer – von 4164 Gerichten aus 31 Ländern untersuchten.

Einkaufen: Kaufen Sie Gewürze nur in kleinen Mengen, weil sie durch zu langes Lagern ihr Aroma verlieren. Achten Sie zum Schutz der Biostoffe auf luftdichte, dunkle Verpackung. Frische Küchenkräuter müssen beim Einkauf wirklich frisch aussehen. Am besten verwendet man sie am gleichen Tag.

In der Küche: Zugegeben: Ein Gewürzregal ist ein schöner Blickfang. Dennoch gehört es in den Schrank, weil Gewürze dunkel und kühl gelagert werden und nicht mit Kochdünsten in Berührung kommen wollen.

Frische Kräuter erst kurz vor dem Servieren vorbereiten und auf Salate, Saucen, Suppen oder Gemüse geben, um die wertvollen Inhaltstoffe zu erhalten.

GRÜNKOHL

Herkunft und Geschichte: Der Grünkohl, auch als Blatt-, Kraus-, Pflück- oder Winterkohl bekannt, ist ein typisch deutsches Wintergemüse und vor allem im Norden beliebt. Man baut ihn hauptsächlich in Westfalen, Niedersachsen und Schleswig-Holstein an, aber seine ursprüngliche Heimat ist das östliche Mittelmeergebiet. Grünkohl bildet keine Köpfe, sondern seine mehr oder weniger krausen Blätter wachsen wie eine Rosette aus einem Strunk hervor. Deshalb heißt er in der Bremer Gegend scherzhaft »Oldenburger Palme«.

Vorbeugen und Heilen: Die krausen eiweißreichen Blätter sind in der kalten Jahreszeit eine wertvolle Quelle für Mineralstoffe und Vitamine. Grünkohl hat mit 212 Milligramm pro 100 Gramm von allen Gemüsen den höchsten Gehalt an Calcium, dem unentbehrlichen Baustoff für Knochen und Zähne, und ist deshalb zur Vorbeugung von Osteoporose äußerst empfehlenswert. Aufgrund des hohen Kaliumgehalts (490 Milligramm/100 Gramm) sollte Grünkohl auch bei hohem Blutdruck öfter auf den Tisch kommen. Kalium wirkt wassertreibend und senkt den Blutdruck. Darüber hinaus enthält Grünkohl reichlich Eisen, Folsäure und Vitamin B_6 und fördert dadurch die

Die Calciumquelle an frostigen Tagen.

Bildung der roten Blutkörperchen. Folsäure ist zu Beginn einer Schwangerschaft ein wichtiges Schutzvitamin vor bestimmten kindlichen Missbildungen (Lippen- und Gaumenspalten, Neuralrohrdefekten wie »offener Rücken«). Weiterhin sind Folsäure und Vitamin B_6 zusammen mit Vitamin B_{12} (im Fleisch enthalten) am Abbau der giftigen Aminosäure Homocystein im Blut beteiligt. Homocystein entsteht als Zwischenprodukt im Aminosäurestoffwechsel aus der lebenswichtigen Aminosäure Methionin. Ein hoher Homocysteinspiegel wird heute als unabhängiger Risikofaktor für Arteriosklerose betrachtet. Unter den Gemüsearten steht Grünkohl nach den Paprikaschoten als Vitamin-C-Spender und nach Mohrrüben als Beta-Carotin-Lieferant an zweiter Stelle. Beachtlich ist mit 1,7 Milligramm/100 Gramm auch der Vitamin-E-Gehalt. Alle drei Vitamine sind gemeinsam besonders stark im Schutz vor freien Radikalen (s. S. 14/15). Zusätzlich enthält dieses Supergemüse auch noch krebsschützende Glucosinolate (s. S. 20).

Ein wertvoller Lieferant von Vitamin C und Beta-Carotin.

Einkaufen: Grünkohl guter Qualität hat dunkelgrüne Blätter. Man erhält ihn lose angeboten mit Strunk, ohne Strunk als Blatt und als Blatt-Teile ohne Mittelrippe. Der deftige Kohl hat von Mitte Oktober bis in den März hinein Saison.

In der Küche: Grünkohl schmeckt am besten, wenn er den ersten Frost oder längere Zeit tiefere Temperaturen abbekommen hat. Dabei wandelt sich Stärke in Zucker, das Zellgewebe wird aufgeschlossen und weich, und die Bekömmlichkeit verbessert sich. Die krausen Blätter werden als norddeutsche Spezialität mit Kasseler, Mettwurst oder durchwachsenem Speck zubereitet.

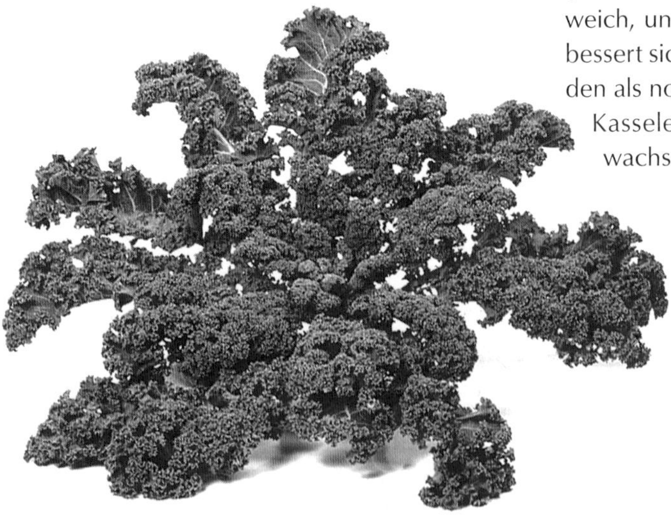

KAFFEE

Herkunft und Geschichte: Die Urheimat des Kaffeebaums ist das äthiopische Hochland in Ostafrika, vielleicht sogar die Provinz Kaffa. Im 14. oder 15. Jahrhundert gelangten Kaffeesamen über das Rote Meer nach Jemen, wo die Pflanze zum ersten Mal systematisch angebaut wurde. Über Mekka und Medina sorgten die moslemischen Pilger für eine rasche Verbreitung im ganzen Mittleren Osten. Anfang des 17. Jahrhunderts brachten venezianische Kaufleute den Kaffee nach Europa.
Heute wird Kaffee rund um den Äquator in Mittel- und Südamerika, Afrika, Asien und Ozeanien angebaut. Die wichtigsten Lieferländer für Deutschland sind Kolumbien, Brasilien, Kenia, El Salvador und Indonesien.

Vorbeugen und Heilen: So alt wie die Geschichte des Kaffees sind die Spekulationen über seine gesundheitlichen Wirkungen. Im 17. Jahrhundert konnte man Kaffee bei uns nur in der Apotheke kaufen. Man hielt ihn für ein Allheilmittel, mit dem z. B. Fieber, Grippe, Gelbsucht, Kopfschmerzen, Malaria und Migräne behandelt wurden. Im 19. Jahrhundert sah man Koffein als Wundermittel gegen Asthma an und setzte viele Jahre lang bei allergischem Bronchialasthma schwarzen Mokka als Medikament ein. Von den über 1 000 chemischen Verbindungen im Kaffee ist Koffein aufgrund seiner pharmakologischen Wirkung die wichtigste. Eine Tasse (125 ml) Filterkaffee enthält 60-100 mg.

Koffein verscheucht die Müdigkeit, verbessert die geistige Leistungsfähigkeit und hebt die Stimmung. Kaffee kann auf manche Menschen allerdings auch wie ein Schlafmittel wirken. Das Koffein verengt die Gehirngefäße und weitet die anderen Blutgefäße; deshalb wirkt Kaffee bei Kopfschmerzen, vor allem bei Migräne, manchmal lindernd. Kaffee regt die Verdauung an, da er die Magensaft- und Magensäureproduktion steigert sowie die Gallesekretion und die Darmperistaltik fördert. Zahlreiche Studien bewiesen, daß Kaffee keinen Krebs verursacht. Vielmehr enthält er Substanzen, die vor Krebs schützen können: Die Chlorogensäure im Kaffee scheint ein Schutzfaktor vor Dickdarm- und Leberkrebs zu sein. Da Koffein die Blutgefäße und die glatte Muskulatur in den Bronchien erschlafft, wirkt es bronchienerweiternd. Zwei Tassen starker Kaffee können daher Asthmapatienten das Atmen erleichtern und eine wertvolle Überbrückungshilfe sein, bis andere Medikamente zur Hand sind.

Jeder liebt seine belebende Wirkung.

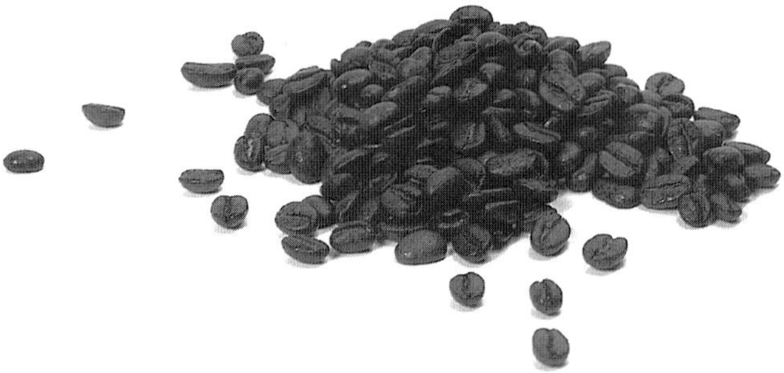

Einkaufen: Wer den üblichen Röstkaffee nicht verträgt, kann auf reizstoffarme Schonkaffees mit oder ohne Koffein ausweichen. Sie dürfen nicht mit den naturmilden Kaffeesorten verwechselt werden.

In der Küche: Pro Tasse rechnet man mindestens sechs bis acht Gramm Bohnenkaffee. Für den Kannenaufguss sollte er mittelgrob, für den Filteraufguss mittelfein gemahlen sein.

Achtung: Mögliche Gefahren durch Kaffee? Obwohl Kaffee nicht süchtig macht, muss mit »Entzugserscheinungen« gerechnet werden, wenn das gewohnte Quantum plötzlich ausbleibt. Starke Kaffeetrinker haben dann mitunter Kopfschmerzen und sind »schlecht drauf«.

Herz- und Kreislaufprobleme können auftreten.

Fünf oder mehr Tassen scheinen nach einer von der School of Public Health, Boston University School of Medicine, in Brooklin durchgeführten Studie mit 1716 Frauen im Alter von 45-69 Jahren das Herzinfarktrisiko deutlich zu erhöhen. Nach einer Untersuchung aus Norwegen müssen Kaffeetrinker von neun und mehr Tassen täglich damit rechnen, dass der Homocysteinspiegel im Blut sich erhöht. Homocystein gilt heute als einer der Risikofaktoren für Arteriosklerose. Im Übermaß genossen, kann der heiße Schwarze zudem eine Reihe von Beschwerden auslösen, wie z. B. Ruhelosigkeit, Nervosität, Herzklopfen, Schlaflosigkeit, Gereiztheit oder Muskelzittern.

Nur wenn man gewöhnlich keinen Kaffee trinkt, schnellt der Blutdruck in die Höhe. Bei regelmäßigem Kaffeegenuss gewöhnt sich der Körper an das Koffein, und der Blutdruck steigt etwa nach einer Woche nicht mehr an.

Kaffee fördert die Calciumausscheidung über die Niere. Wer der Osteoporose vorbeugen will, sollte nicht zuviel Kaffee trinken und ausreichend Calcium mit der Nahrung aufnehmen.

In der Schwangerschaft ist Kaffee nur in Maßen zu empfehlen. Er wirkt zwar auf den Embryo weder giftig, noch verursacht er Mißbildungen. Aber das Koffein passiert die Plazenta. Außerdem können 300 mg Koffein pro Tag – mehr als drei Tassen – Fehl- und Frühgeburten begunstigen. Nach einer in fünf Ländern Europas durchgeführten Studie müssen Frauen, die schwanger werden wollen und mehr als 500 mg Koffein pro Tag zu sich nehmen, länger warten, bis ihr Wunsch sich erfüllt.

KNOBLAUCH

Herkunft und Geschichte: Aus den Tontafelarchiven der babylonischen Gottkönige wissen wir, dass schon um 2000 v. Chr. Knoblauch in Vorderasien und im Mittleren Orient in großen Mengen angebaut wurde. Schon immer war Knoblauch Nahrungs- und Heilpflanze zugleich. In einem um 1550 v. Chr. entstandenen medizinischen Papyrus aus Ägypten stehen inmitten von 800 Heilrezepturen auch 22 Knoblauchrezepte für Beschwerden wie Kopfschmerzen, Herzbeschwerden, Bisswunden, Geschwüre oder körperliche Schwäche. Es waren die Römer, die das würzige und heilkräftige Zwiebelgewächs nach Mittel-, West- und Nordeuropa brachten. Heute gehört Knoblauch zu den zwanzig wichtigsten Gemüsearten der Welt.

Vorbeugen und Heilen: Im intensiven Geruch und Geschmack steckt die gesundheitsfördernde Kraft des Knoblauchs. Verantwortlich dafür sind schwefelige Inhaltsstoffe, vor allem Allicin und seine Abbauprodukte. Allicin wird beim Aufschneiden oder Kauen der Zehen aus Alliin gebildet, das selbst weder Geruch noch pharmakologische Wirkung besitzt (frischer Knoblauch ist fast geruchlos!).

Knoblauch wirkt verdauungsfördernd, verhindert Blähungen und steigert so das Wohlbefinden. Bevor wirksame Antibiotika zur Verfügung standen, wurde Knoblauch zur Therapie verschiedener Infektionskrankheiten wie Tuberkulose, Typhus und Ruhr eingesetzt. Noch im Zweiten Weltkrieg behandelten Ärzte Wundbrand mit der scharfen Knolle. Antibiotisch wirksam ist im Knoblauch das Allicin, das Bakterien, aber auch Hefen und Pilze bekämpft. Dabei hat ein Milligramm Allicin dieselbe Wirkung wie zehn Mikrogramm Penicillin! Bemerkenswert ist, dass Knoblauch sogar gegen Krankheitserreger wirkt, denen mit gebräuchlichen Antibiotika nicht mehr beizu-

Ein Ersatz für Antibiotika – ohne deren Nebenwirkungen.

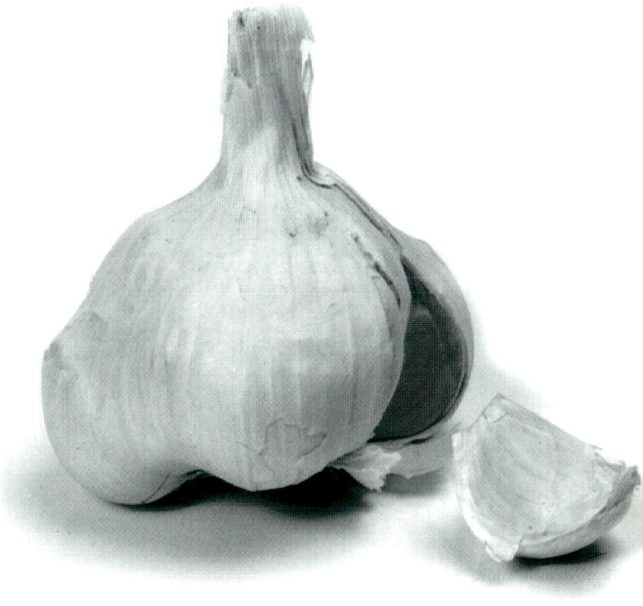

kommen ist. Außerdem ist Knoblauch das einzige Antibiotikum, das die physiologische Darmflora nicht schädigt.

So stoppt man eine Erkältung

Unbestritten sind auch die Heilwirkungen des Knoblauchs bei Virus-Infektionen. Denn er kann Viren abtöten, die Erkältungen und Grippe auslösen. Zugleich wirkt er schleimhautabschwellend und schleimverflüssigend. Schon bei den ersten Symptomen einer Erkältung sollte man zwei rohe Knoblauchzehen zerdrücken, mit Honig vermischen und zweimal pro Tag davon einen Esslöffel nehmen.

Die größte Bedeutung von Knoblauch und Knoblauchpräparaten wird derzeit in der Schutzwirkung für Herz- und Kreislaufsystem gesehen. Allicin und Adenosin senken den Blutdruck, indem sie die Blutgefäße erweitern und für eine bessere Durchblutung von Armen und Beinen sorgen. Ferner hemmt Knoblauch die Verklebung der Blutplättchen und verbessert die Fließeigenschaften des Blutes. Das am stärksten »das Blut verdünnende« Sulfid im Knoblauch ist das Ajoen, dessen Wirkung sogar der des Aspirins nahekommt. Wer der Thrombose vorbeugen will, muß aber die frische Knolle nehmen, denn in Fertigpräparaten wurde Ajoen nicht gefunden. Als wichtigste Schutzfunktion wird jedoch die Vorbeugung der Arterienverkalkung angesehen, da die Schwefelverbindungen den Cholesterinspiegel senken.

Tierversuche und auch Beobachtungen beim Menschen deuten darauf hin, dass die Schwefelstoffe im Knoblauch auch vor Krebs schützen, vor allem vor Magen- und Dickdarmkrebs. Das liegt möglicherweise an einer Steigerung der Immunfunktionen.

Leider schwankt der Gehalt an schwefelhaltigen Inhaltsstoffen im Knoblauch sehr stark, je nach Sorte, Herkunft und Verarbeitung. So lassen sich kaum Aussagen darüber machen, wie viele Zehen man pro Tag verzehren müßte.

Einkaufen: Kaufen Sie nur feste, kompakte Knollen, die nicht beschädigt sind. Geräucherter Knoblauch mit brauner Außenschale ist eine französische Spezialität.

In der Küche: Die würzigen Zehen wollen maßvoll verwendet werden. Knoblauch darf bei Hammel-, Lamm- und Schweinebraten sowie Fischsuppen nicht fehlen, rundet das Aroma von Saucen, Eintöpfen und Nudelgerichten ab, und ergibt für Brathähnchen zusammen mit Äpfeln und Zwiebeln eine pikante Füllung. Er bereichert fast jeden Salat. Beliebt sind auch Knoblauchbutter oder Knoblauchbrot. Hat sich der Keim in den Zehen grünlich verfärbt, sollten Sie ihn unbedingt wegschneiden. Er gibt den Speisen sonst einen unangenehm bitteren Geschmack.

Mit Rotwein gegen die Knoblauchfahne: Als Mittel gegen den lästigen Knoblauchatem (schon zwei Gramm frischer Knoblauch genügen!) schwören Franzosen und Spanier auf Rotwein. Helfen sollen auch Milch, starker Kaffee, Honig oder das Kauen von frischer Petersilie oder Pfefferminze.

Achtung: Bei Knoblauchpräparaten ist bislang die Wirkung nicht unbedingt garantiert. Sie hängt von der Höhe der wirksamen Substanzen ab, die je nach Hersteller beachtlich variieren kann. Standardisierte Präparate sind jedoch nicht mehr fern, seit es dem Weizmann-Institut in Israel gelungen ist, Allicin halbsynthetisch herzustellen.

KÜRBIS

Herkunft und Geschichte: Westindien und Mexiko sind die Urheimat der leuchtend gelben Kürbisse, die vom September bis in den Spätherbst angeboten werden. Die spanischen Eroberer lernten den Kürbis bei den Indianern kennen und brachten ihn vor 400 Jahren mit nach Europa, wo er sich schnell durchsetzte.

Vorbeugen und Heilen: Der Kürbis ist reich an Vitaminen und Mineralstoffen und eine ergiebige Quelle für die als Krebsschützer anerkannten Carotinoide. Pro 100 Gramm liefern Kürbisse 3100 Mikrogramm Beta-Carotin, 3800 Mikrogramm Alpha-Carotin und 1500 Mikrogramm Lutein und Zeaxanthin. Alpha- und Beta-Carotin kann unser Körper in Vitamin A umwandeln, was für den Sehvorgang sowie für gesunde Haut und Schleimhäute unentbehrlich ist. Des weiteren kurbeln Carotinoide und Vitamin A unser Immunsystem an und beugen so Infektionskrankheiten vor. Beachtlich ist mit rund einem Milligramm pro 100 Gramm der Gehalt an Vitamin E, das Attacken freier Radikale auf Zellwände und Blutgefäße verhindert. Die riesigen Kugeln sind wichtige Lieferanten für Kalium (383 Milligramm/100 Gramm). Sie wirken entwässernd und gelten als

Carotinoide sind Krebsschützer.

Ein altes Mittel gegen Darmparasiten.

Heilpflanze bei Bluthochdruck, Herz- und Nierenerkrankungen. Kürbiskompott soll Schwangeren helfen, das unangenehme Erbrechen loszuwerden.

Die Naturheilkunde verwendet Kürbiskerne zur Vertreibung von Würmern im Darm, vor allem von Bandwürmern. Besonders eine in der Türkei angebaute Kürbisform soll sehr effektiv sein.

In neuerer Zeit wurden Kürbiskerne medizinisch interessant bei der Behandlung von bestimmten Blasenleiden wie etwa der Reizblase oder dem Bettnässen von Kinder (wenn keine organische Erkrankung vorliegt). Insbesondere können sie bei Vergrößerung der Prostata, einem häufigen Leiden älterer Männer, die damit verbundenen Beschwerden beim Harnlassen lindern. Verwendet werden die schalenlosen Kerne vom steirischen Ölkürbis *(Cucurbita pepo convar. citrullina var. styriaca)*, die man in Reformhäusern, Drogerien und Apotheken bekommt. Noch kann die Wissenschaft nicht sagen, welcher Stoff in den Kernen so wirksam ist. Sie enthalten unter anderem ein Öl (bis zu 40 %), Phytosterine, Vitamin E und Selen. Für eine Kur, die mehrere Monate fortgeführt werden sollte, werden täglich zwei- bis dreimal ein Esslöffel Kürbiskerne oder ein Fertigpräparat empfohlen.

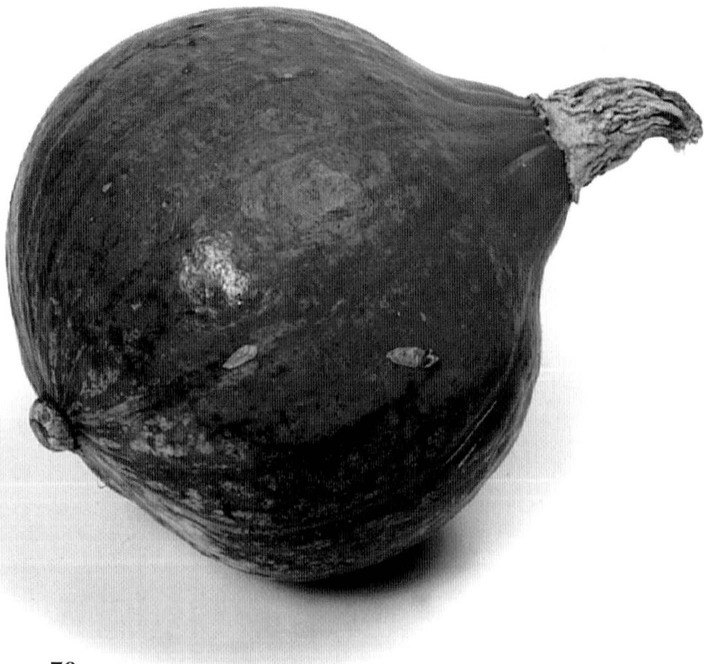

Einkaufen: Die riesigen Früchte (bis zu 50 Kilo schwer) sind reif, wenn sie beim Anklopfen hohl klingen.

In der Küche: Kürbis lässt sich in der Küche vielseitig verwenden: zu Salaten, Suppen, Aufläufen und Gemüsen, zu Marmelade und Kompott. Kleingewürfeltes Kürbisfleisch wird für den Winter süßsauer eingemacht. Gar gekocht schmecken Kürbisstücke mit holländischer Sauce und Muskat. Getrocknete Kürbiskerne, auch leicht geröstet, sind eine vorzügliche Knabberei für zwischendurch und über einen Salat gestreut eine Delikatesse. Gerieben können die Kerne die Nüsse in einem Kuchen ersetzen. Herzhaft schmeckt Kürbiskernbrot mit ganzen Kernen. Liebhaber schätzen das aus den Kernen gewonnene Kürbiskernöl aus Russland, Rumänien und Österreich.

MILCH

Herkunft und Geschichte: Seit Urzeiten wird Milch als Nahrungs- und Heilmittel verwendet. Die Germanen heilten Ruhr und Krankheiten der Milz mit Ziegenmilch. Im Altertum und im Mittelalter diente die Milch von Tieren und auch Muttermilch als Arzneimittel, vor allem bei Fieber, Asthma, Husten und Entzündungen.

Die Europäische Union ist mit ca. 125 Millionen Tonnen der größte Milchproduzent der Welt. 1996 konsumierte jeder Deutsche im Durchschnitt 95,5 Kilogramm Frischmilcherzeugnisse, davon 72 Liter Trinkmilch.

Vorbeugen und Heilen: Milch liefert fast alle lebenswichtigen Nährstoffe – und zwar Vollmilch ebenso wie fettarme oder Magermilch. Die abgespeckten Varianten liefern lediglich weniger Fett, Energie und Vitamin A.

Milch liefert in jeder Form ihre wichtigsten Nährstoffe.

Das einzige Kohlenhydrat der Milch ist der Milchzucker (Laktose). Sein Hauptabbauprodukt, die Milchsäure, hat einen günstigen Einfluss auf die Verdauung und das biologische Gleichgewicht der Darmflora. Milch bietet einen Dreifachschutz vor Karies: Sie puffert die Säuren in der Mundhöhle ab, liefert den Zähnen Calcium und enthält Milchzucker, der weniger kariesfördernd wirkt als Rohrzucker und andere vergärbare Nahrungskohlenhydrate. Allerdings geht diese Schutzwirkung bei zuckerhaltigen Kakao- und Fruchtmilchgetränken verloren.

20 % des täglichen Jodbedarfs werden in Deutschland aus Milch und Milchprodukten gedeckt. Jod ist für die Bildung der Schilddrüsenhormone unentbehrlich. Über 40 % des in Deutschland verzehrten Calciums stammen aus Milch und Milchprodukten. Milch ist mit 1.200 Milligramm pro Liter unsere wichtigste Calciumquelle. Gleichgültig, ob die Milch pasteurisiert oder ultrahocherhitzt wird, ihr Calciumgehalt ist immer gleich. Auch der Fettgehalt spielt keine Rolle. Calcium ist wichtig für Aufbau und Erhalt von Knochen und Zähnen, wird aber auch z. B. für die Blutgerinnung und zur Reizleitung im Nervensystem benötigt. Wenn Kinder und Jugendliche nur unzureichend damit versorgt werden, kann der Körper nicht genügend Calcium in die Knochen einlagern. Vor dem 20. Geburtstag sind jedoch bereits 97 % der maximalen Knochenmasse aufgebaut. Je höher sie liegt, desto geringer ist die Gefahr, im Alter an Osteoporose (= Knochenschwund) zu erkranken. Daneben enthält Milch in einem günstigen Verhältnis zu Calcium reichlich Phosphor, der ebenfalls für gesunde Knochen und Zähne wichtig ist. Dem Calcium in der Milch wird außerdem eine Schutzwirkung vor Dickdarmkrebs und eine blutdrucksenkende Wirkung zugeschrieben. Calciummangel soll gerade bei Menschen, die empfindlich auf Kochsalz reagieren, zur Blutdruckerhöhung beitragen.

Unerlässlich für den Knochenaufbau – aber nicht jeder verträgt sie.

Ohne Milch und Milchprodukte ist es schwierig, den täglichen Bedarf an Vitamin B_2, das in der Milch besonders reichlich vorkommt, zu decken. Vitamin B_2 ist für den Energiestoffwechsel und für gesunde Haut und Schleimhäute wichtig. Für Vegetarier ist Milch aufgrund seines hohen Gehalts an Vitamin B_{12} von besonderer Bedeutung. Vitamin B_{12}, wichtig für die Bildung der roten Blutkörperchen, kommt nur in tierischen Lebensmitteln vor.

70 % der Weltbevölkerung können keine Milch trinken. In Europa und bei der weißen Bevölkerung der USA und Australiens sind es 5-15 %. Sie reagieren mit Blähungen, Durchfall und Bauchkrämpfen, weil ihnen das milchzuckerspaltende Enzym Laktase fehlt und sie daher Milchzucker nicht verdauen können. Fermentierte Milchprodukte wie Jogurt, Dickmilch oder Kefir werden dagegen oft gut vertragen (s. S. 28).

In der Küche: Milch und Milchprodukte sind wärme-, geruchs-, sauerstoff- und lichtempfindlich. Deshalb

- nach dem Einkauf Milch und Co. sofort in den Kühlschrank stellen

Einkaufen:

Rohmilch ist unbehandelte Milch, die man nur direkt beim Bauern kaufen kann. Unter der Bezeichnung Vorzugsmilch wird Rohmilch aus streng amtlich überwachten Betrieben im Handel angeboten. Wichtig: Roh- und Vorzugsmilch sollten, besonders für Säuglinge, abgekocht werden.

Roh- und pasteurisierte Milch unterscheiden sich im Vitamingehalt nur minimal. Die Pasteurisierung (Erhitzung auf 72 – 75 °C für 15 bis 30 Sekunden) tötet lediglich sämtliche Krankheitskeime ab.

H-Milch (Ultrahocherhitzte Milch) wurde für eine Sekunde auf 135 – 150 °C erhitzt und ist ungeöffnet bis zu sechs Wochen ohne Kühlung haltbar. Der Gehalt an den hitzeempfindlichen B-Vitaminen ist etwas geringer als bei pasteurisierter Milch.

- nicht offen stehen lassen, da Milch leicht Fremdgerüche annimmt
- offene Frischmilch innerhalb von zwei bis drei Tagen verbrauchen
- geöffnete H-Milch-Packungen in den Kühlschrank stellen, weil sie genau so schnell verderben wie Frischmilch
- Milch nicht im Hellen oder an der Sonne stehen lassen. Licht beeinträchtigt den Vitamingehalt und den Geschmack.

Achtung: Gesäuerte Milchprodukte, die zu lange gelagert wurden, schmecken unangenehm bitter und sauer und können sogar schimmeln. Sie dürfen nicht mehr verzehrt werden.

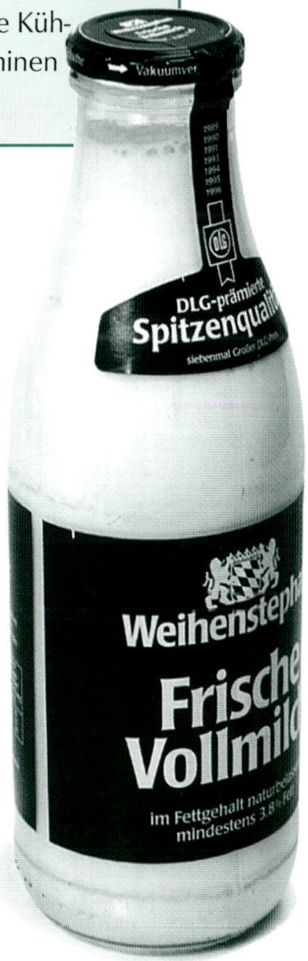

MOHRRÜBE

Herkunft und Geschichte: Im Altertum war die Mohrrübe, auch Karotte, Möhre oder Gelbe Rübe genannt, als Gemüse- und Arzneipflanze geschätzt. In ihrer ursprünglichen Heimat, in Asien und Südeuropa, ist ihre Wildform noch heute weit verbreitet.

Vorbeugen und Heilen: Mohrrüben übertreffen mit ihrem Gehalt an Carotin alle anderen Gemüse. 100 Gramm Mohrrüben enthalten 7 900 Mikrogramm Beta-Carotin und 3 600 Mikrogramm Alpha-Carotin. Je kräftiger orangerot die Mohrrüben leuchten, desto höher ist ihr Carotingehalt. Niedrige Beta-Carotinwerte im Blut gelten heute als erhöhtes Risiko für bestimmte Krebskrankheiten (s. S. 19).

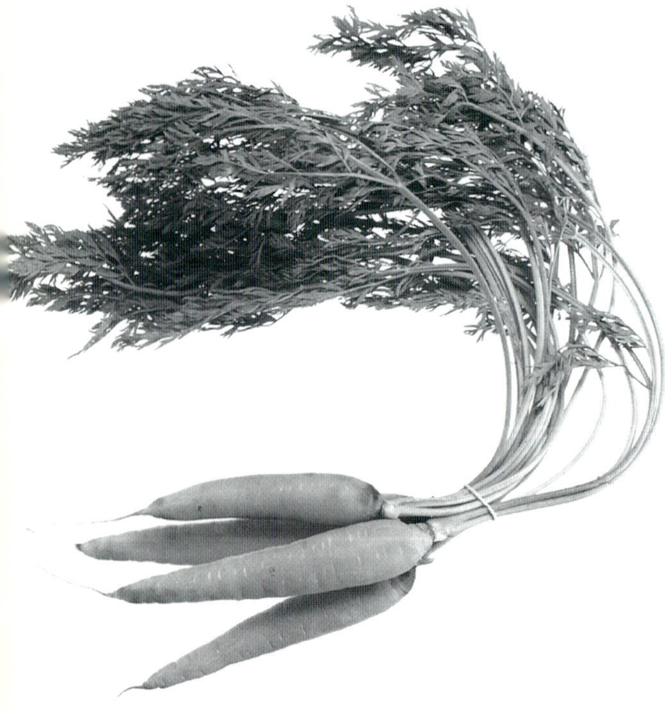

Bisher stand die Eigenschaft der Carotine als Vorstufe von Vitamin A – Provitamin A – im Vordergrund, wobei Beta-Carotin die höchste Wertigkeit hat. Unser Körper braucht Vitamin A für gutes Sehen, für gesunde Haut und Schleimhäute sowie zur Steigerung der Abwehrkraft unseres Immunsystems. Carotine liefern das Provitamin A, d. h. eine Vorstufe des Vitamins. Eines der ersten Anzeichen für einen Vitamin-A-Mangel ist die Nachtblindheit. Durch den Verzehr von Mohrrüben oder Mohrrübensaft kann man einen Vitamin-A-Mangel vorbeugen.

Aufgrund ihres Pektingehaltes (s. S. 24/25) tragen Mohrrüben dazu bei, den Cholesterinspiegel zu senken. Eine Untersuchung bewies: Schon 200 Gramm rohe Karotten zum Frühstück reichten aus, um binnen drei Wochen den Cholesterinspiegel um 11 % zu senken. Nach Beendigung der Studie hielt die Wirkung weitere drei Wochen lang an. Außerdem helfen Mohrrüben wegen des hohen Pektingehalts bei Durchfall. Ihre ätherischen Öle wirken schwach bakteriostatisch. Rohe Mohrrüben gelten seit jeher als wirkungsvolles Mittel gegen Madenwürmer bei Kindern: Ein bis zwei Tage lang nichts anderes als pürierte Mohrrüben, soviel die Kinder mögen, und die Parasiten haben kapituliert.

Einkaufen: Mohrrüben guter Qualität sind knackig und nicht runzlig. Die Spitzen müssen fest sein, nicht biegsam oder weich.

In der Küche: Mohrrüben schmecken als Rohkost oder im gemischten Salat sowie zu Saft gepresst, aber auch gekocht, gedünstet und geschmort. Sie lassen sich ausgezeichnet mit anderen Gemüsen kombinieren, z. B. mit Kohlrabi, Erbsen oder Pilzen. Sie bereichern Suppen und Eintöpfe und eignen sich sogar zum Backen (Mohrrübenkuchen, Mohrrübenbrot). Darüber hinaus kann man die gesunden Wurzeln auch einfrieren und einwecken.

Achtung: Die Carotine sind in den Mohrrüben von harten, unverdaulichen Zellwänden eingeschlossen. Damit unser Körper die wertvollen Biostoffe überhaupt verwerten kann, muss man Karotten entweder dünsten oder zum Rohessen zumindest sehr fein raspeln, am besten pürieren. Auf jeden Fall sollte man immer etwas Öl, Butter oder Sahne zugeben, denn die Carotine sind nur im Fett löslich und können nur so resorbiert werden.

OLIVE

Herkunft und Geschichte: Die Heimat des immergrünen Olivenbaums ist vermutlich Kleinasien. Von dort aus verbreitete er sich über den ganzen Erdball. Weltweit gibt es 800 Millionen Olivenbäume, von denen weit über die Hälfte in den Ländern rund ums Mittelmeer angebaut wird. Bis heute ist der Ölzweig ein Symbol für Frieden und Ehre. Allein die Bibel enthält über 200 Hinweise auf den Olivenbaum. Im antiken Griechenland war der Ölbaum heilig und der Göttin Athene geweiht. Die Sieger bei den olympischen Spielen wurden mit einem Kranz aus Olivenblättern und einer Amphore mit Olivenöl geehrt. Noch heute wird das olympische Feuer mit Olivenöl entzündet.

Olivenöl – das Lebenselixier der Mittelmeervölker.

Vorbeugen und Heilen: Seit Jahrtausenden gilt Olivenöl in den Mittelmeerländern als Lebenselixier. Die Menschen im Altertum verwendeten es als Körpercreme und als Heil- und Wundsalbe. Die Volksmedizin schätzt das Olivenöl, weil es leicht verdaulich ist, die Verdauung fördert und galletreibend wirkt. Es soll auch bei Magengeschwüren sowie bei Leber und Galleleiden helfen. Ein Umschlag aus Knoblauch und Olivenöl wird bei Verstauchungen und Furunkeln empfohlen.

Einkaufen:

Grüne Oliven sind unreife Oliven. Schwarz werden die Früchte des Ölbaums, wenn man sie bis zur Reife hängen lässt.
Je nach Klima, Lage, Boden, Sorte und Reifegrad variiert der Geschmack: nussig oder fruchtig, würzig oder mild, manchmal auch mit einem herben oder bitteren Nachgeschmack.
Hinsichtlich Qualität und Reinheit lohnt sich ein Blick auf das Etikett.

»**Natives Olivenöl extra**« ist das beste Öl. Es wird aus frischen, makellosen Oliven gepresst und enthält maximal ein Gramm freie Fettsäuren pro 100 Gramm Öl.

»**Natives Olivenöl**« ist ebenfalls gepresstes Olivenöl mit maximal zwei Gramm freie Fettsäuren pro 100 Gramm Öl.

»**Olivenöl**« enthält eine Mischung aus raffiniertem und nativem Olivenöl mit einem Gehalt von höchstens 1,5 Gramm freie Fettsäuren pro 100 Gramm Öl.

Neuerdings schreibt auch die Wissenschaft dem Olivenöl hohen gesundheitlichen Wert zu. Es besteht in hohem Maß (bis zu 80 %) aus Ölsäure, einer einfach ungesättigten Fettsäure, die das arterioskleroseföordernde LDL-Cholesterin senkt, ohne das gefäßschützende HDL-Cholesterin zu beeinflussen. Das erklärt die Tatsache, dass die Menschen in den Mittelmeerländern trotz ihres bekanntlich verschwenderischen Umgangs mit Olivenöl kaum Herz-Kreislauf-Probleme haben.

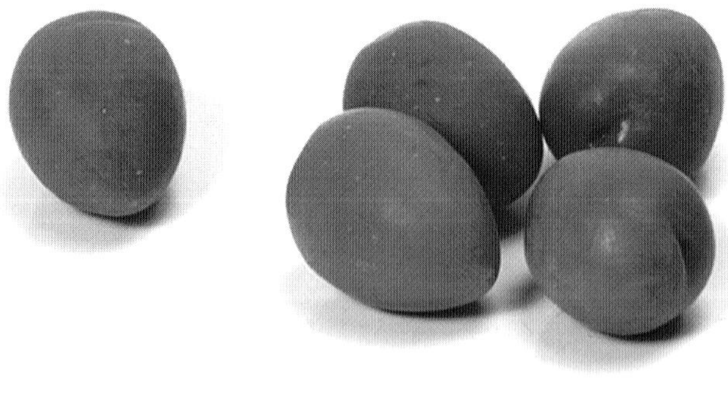

In der Küche: Olivenöl ist aus der warmen und kalten Küche des Mittelmeers nicht wegzudenken. Das Öl gibt frischen Salaten, aber auch Nudel-, Reis- und Gemüsegerichten ein feines Aroma. Lamm- oder Schweinekoteletts schmecken würziger, wenn sie vor dem Braten einige Stunden in Olivenöl, Knoblauch, Pfeffer und Rosmarin mariniert werden. Zum Braten eignet sich besonders gut Öl der Qualität »Olivenöl« Natives Olivenöl mit oder ohne extra sollte man für Salate und kalte Gerichte verwenden. Es verträgt auch milde Temperaturen, etwa beim Dünsten.

Achtung: Eingelegte Oliven enthalten sehr viel Salz. Wer einen hohen Blutdruck hat und salzarm essen muss, sollte Oliven deshalb nur sparsam verwenden.

Praktischer Tipp: Olivenöl hält sich 18 Monate lang, wenn es gut verschlossen und dunkel bei Temperaturen von 10 bis 16 Grad gelagert wird. Im Kühlschrank kann Olivenöl trüb werden. Diese Ausflockungen beeinflussen Qualität und Geschmack des Öls nicht und verschwinden bei Zimmertemperatur wieder.

ORANGE

Herkunft und Geschichte: Ein typisches Winterobst sind bei uns die mattgelben bis leuchtend orangegelben, bisweilen auch roten Früchte des Orangenbaumes. Die ursprüngliche Heimat der Orangen oder Apfelsinen ist Südchina. Von dort kamen sie vor etwa 400 Jahren über Arabien nach Europa. Heute werden Orangen in allen wärmeren Zonen der Erde angebaut.

Vorbeugen und Heilen: Die orangefarbenen Früchte spenden uns zahlreiche Vitamine und Mineralstoffe. Mit einem Gehalt von 50 Milligramm/100 Gramm Fruchtfleisch gehören Orangen zu unseren wichtigsten Vitamin-C-Lieferanten. Vitamin C braucht unser Körper, um Kollagen zu bilden, das für glatte, feste Haut sowie für Bindegewebe, Knochen, Knorpel und Zähne wichtig ist. Keine Wundheilung und Narbenbildung ohne Vitamin C! Ferner unterstützt das Vitamin das Immunsystem, fördert die Resorption von Eisen und Folsäure, hemmt die Bildung krebserregender Nitrosamine im Magen und ist unentbehrlich für die Bildung von Noradrenalin, das uns in Alarmbereitschaft setzt und hellwach macht. Als starkes Antioxidans kann Vitamin C ein wichtiger Radikalfänger sein (s. S. 14/15). Zusätzlich erhöht sich die biologische

Die schmackhafteste Art, den Bedarf an Vitamin C zu decken.

Wirksamkeit von Vitamin C durch die Flavonoide (s. S. 20/21), die im Fruchtfleisch und in der weißen Haut der Orangen zu finden sind.

Nach einer am »Center for Human Nutrition« an der University of Western Ontario mit Kaninchen durchgeführten Studie scheinen Orangen- und Grapefruitsaft das »schlechte« Cholesterin LDL deutlich zu senken. Noch weiß man nicht, welcher Bestandteil die Säfte so wirksam macht. An der gleichen Universität wurde im Rahmen der Krebsforschung beobachtet, dass Mäuse, die statt Wasser Orangen- oder Grapefruitsaft zu trinken bekamen, 50 % weniger Brusttumore und Metastasenbildung aufwiesen.

Interessant auch für Cholesterin- und Krebsgefährdete sowie Nierenstein-Patienten.

Orangen können scheinbar auch der Bildung von Nierensteinen vorbeugen. In diesem Fall ist die Wirksubstanz bekannt. Bei manchen Menschen, die zu Steinen neigen, werden zu niedrige Zitratwerte im Urin festgestellt. Sie können durch ein oder zwei Gläser Orangensaft pro Tag den Zitronensäuregehalt im Harn erhöhen und so der Steinbildung vorbeugen.

Einkaufen: Wie alle anderen Zitrusfrüchte vertragen auch Orangen keine Minusgrade. Bei starkem Frost wird das Fruchtfleisch zerstört, und der Saft tritt aus. Bei Zimmertemperatur sind die Früchte dann strohig und haben einen parfümierten, faden Geschmack. Von außen sind die Frostschäden leider meistens nicht zu erkennen.

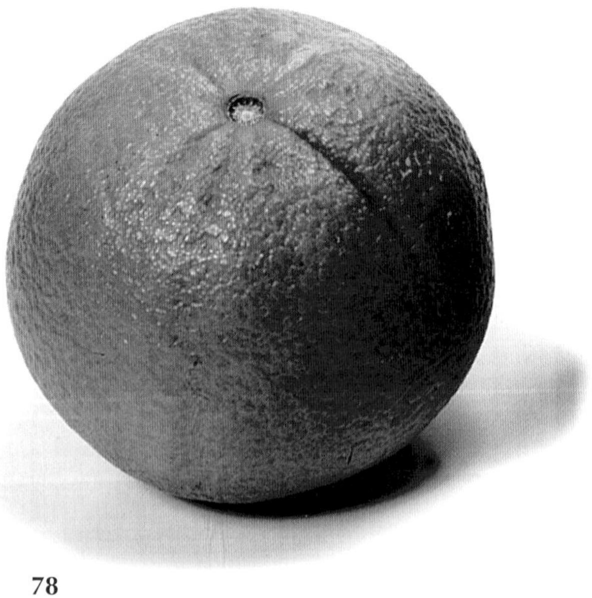

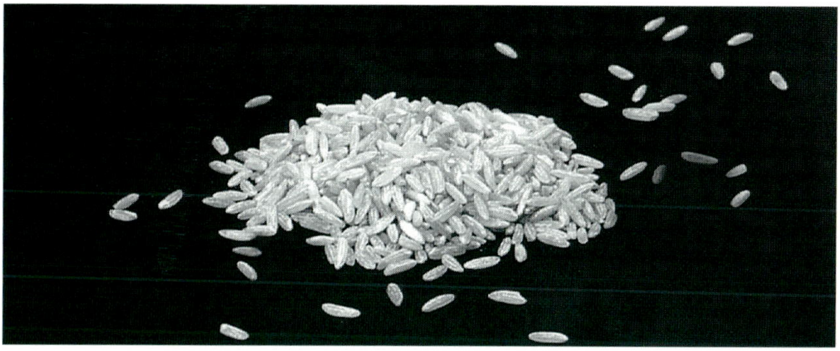

In der Küche: Orangen machen sich gut in Obstsalaten, in Jogurt- oder Quarkspeisen oder auch im Chicoréesalat. Pikant schmecken mit Orangen zubereitete Fleisch- und Geflügelgerichte. Eine Orangencreme kann krönender Abschluß eines Festessens sein. Hervorragend eignet sich Orangensaft zum Mischen mit anderen Säften oder mit Sekt. Durch ein feines Aroma zeichnet sich Orangenlikör aus. Die von den Engländern geliebte Orangenmarmelade hat auch auf dem Kontinent zahlreiche Freunde gewonnen. Die geriebene Schale unbehandelter Orangen trägt zum Aromatisieren von Kuchen, Gebäck, Süßspeisen und Saucen bei.

Achtung: Auch Orangen vor dem Schälen unbedingt mit heißem Wasser waschen und mit Haushaltspapier trockenreiben! Um sie vor Fäulnis und Verderb zu schützen, werden sie häufig gewachst und mit Konservierungsmitteln behandelt.

REIS

Herkunft und Geschichte: Reis ist für Milliarden von Menschen als Grundnahrungsmittel unverzichtbar. Vermutlich liegt seine Urheimat in Südostasien. Prähistorische Funde von Tonscherben mit dem Abdruck von Reiskörnern und -hülsen belegen, dass Reis mindestens schon 4000 v. Chr. in Nordostthailand angebaut wurde. Bis 2800 v. Chr. lässt sich der Reisanbau in China zurückverfolgen. Im ersten Jahrtausend v. Chr. breitete sich der Reis von Indien über Persien in die Länder des östlichen Mittelmeerraums aus. Aber erst im 8. Jh. n. Chr. brachten die Mauren den Reisanbau von Syrien nach Ägypten, Nordafrika, Sizilien und Spanien. Von dort gelangte er im 16. Jh. nach Italien und Südfrankreich.

Die gesündeste Form, die pflanzliches Eiweiß annehmen kann.

1996 wurden weltweit rund 561 Millionen Tonnen geerntet, davon 91,5 % in Asien. Der größte Teil der Reisernte ist für den Eigenbedarf bestimmt, weniger als 5 % kommen auf den Weltmarkt.

Naturreis und Parboiled Reis sind am wertvollsten.

Vorbeugen und Heilen: Reis liefert in erster Linie Energie und komplexe Kohlenhydrate vom Stärketyp. Die Stärke wird nur langsam im Darm zerlegt und vom Körper aufgenommen, wodurch die Glucose nach und nach ins Blut abgegeben wird. Das hilft, Blutzuckerspitzen zu vermeiden. Reis enthält zwar nur geringe Mengen an Fett und Eiweiß, liefert dafür aber Spitzenqualität: Im Reis-Eiweiß stecken acht essentielle (= lebenswichtige) Aminosäuren. Das Eiweiß ist zudem frei von Gluten und wird daher auch von Menschen vertragen, die an einer Glutenunverträglichkeit (Zöliaki) leiden. Je stärker der Reis bearbeitet wird, desto geringer ist sein Gehalt an Vitaminen, Mineralstoffen und Ballaststoffen. Deshalb liefert vor allem Naturreis (Braun- oder Vollkornreis) die Vitamine B_1, B_2, B_6 und Niacin sowie die Mineralstoffe Calcium, Kalium, Magnesium, Phosphor und die Spurenelemente Selen und Zink. Ernährungsphysiologisch fast so wertvoll wie Braunreis ist der Parboiled Reis, der vor dem Schälen mit Druck und Wasserdampf behandelt wird. Dabei werden mindestens 80 % der Vitamine und Mineralstoffe in das Innere des Korns gedrückt und bleiben trotz Schälen erhalten. Da die Oberfläche durch Wasserdampf erhärtet ist, gehen die Biostoffe beim Kochen nicht verloren, und der Reis verklebt auch nicht mehr.

Reis ist arm an Natrium und wirkt aufgrund seines hohen Kaliumgehalts entwässernd. Seit langem wird

Einkaufen:

Obwohl es viele tausend Reissorten gibt, unterscheidet der Handel zum Glück nur zwischen den drei botanischen Grundtypen:

Langkornreis kocht trocken, körnig und locker. Patnareis, eine der besten Reissorten, stammt aus Indien.

Rundkornreis (= Milchreis) wird für Speisen verwendet, bei denen der Reis weich und klebrig werden soll, wie für Breie, Süßspeisen, Risotto, Reiskroketten oder Reisteige.

Mittelkornreis kann wie Rundkornreis verwendet werden. Er wird beim Kochen aber etwas körniger.

er daher als Mittel gegen hohen Blutdruck und Nierenerkankungen eingesetzt. Sein hoher Gehalt an schleimbildenden Stoffen macht Reis zu einem natürlichen Heilmittel bei verschiedenen Verdauungsstörungen und Darmerkrankungen. Ferner scheint Reiskleie das Risiko für Dickdarmkrebs zu verringern. Außerdem enthält Reis Protease-Inhibitoren, denen ebenfalls eine vor Krebs schützende Wirkung zugesprochen wird (s. S. 21).

In der Küche: Reis ist ein Alleskönner. Er schmeckt als Vorspeise, Suppe, Beilage, Salat, Hauptgericht oder Dessert. Beim Kochen verdreifacht Reis sein Gewicht. Deshalb orientiert man sich beim Abmessen am besten an folgender Faustregel:

- als Einlage für Suppen 20 bis 25 Gramm/Person
- als Beilage 40 bis 50 Gramm/Person
- als Hauptgericht 60 bis 70 Gramm/Person.

RETTICH

Herkunft und Geschichte: Der Rettich stammt ursprünglich aus Vorderasien. Schon die Sklaven, die für den ägyptischen Pharao Cheops (etwa 2551 - 2528 v. Chr.) die Cheops-Pyramide erbauen mussten, stärkten sich mit Knoblauch, Zwiebeln und Rettich. Später brachten die römischen Soldaten den Rettich über die Alpen zu uns. Heute wird Rettich vor allem in China, Japan und Korea angebaut. Wichtige Anbauländer in Europa sind Frankreich, Italien, Österreich, die Niederlande und Deutschland.

So kommt man auch im Biergarten an Vitamin C.

Vorbeugen und Heilen: Ein etwa 300 Gramm schwerer Bierrettich deckt reichlich den Tagesbedarf eines Erwachsenen an Vitamin C, das unter anderem unsere Abwehrkräfte stärkt, für gesunde Haut, Knochen, Knorpel, Zähne und Zahnfleisch unentbehrlich ist und als Antioxidans eine wichtige Schutzfunktion für Zellen und Blutgefäße inne hat (s. S. 15). Stattlich ist auch mit 322 Milligramm pro 100 Gramm der Gehalt an Kalium, einem Mineralstoff, der entwässernd und blutdruckregulierend wirkt. Seinen typischen scharfen Geruch und Geschmack sowie seine Heilwirkung verdankt der Rettich den Glucosinolaten wie Glucoraphanin und Glucobrassicin bzw. deren Abbauprodukten, denen heute eine wichtige Funktion in der Krebsvorbeugung und eine bakterienhemmende Wirkung zugeschrieben wird.

Warum haben Süddeutsche weniger Gallenleiden als Norddeutsche?

Nicht nur die Volksmedizin, sondern auch die Schulmedizin erkennt die Heilwirkung des Rettichs bei Leber- und Gallenleiden an. Es wird sogar dem starken Rettichkonsum zugeschrieben, dass die Menschen im Süden Deutschlands weit weniger mit Gallenleiden, Stein- und Grießbildung zu kämpfen haben als die im Norden. Auch bei Gicht und Rheuma sollte Rettich häufig auf den Tisch kommen. Ein altes Volksheilmittel ist Rettich-Honig-Saft bei Heiserkeit, hartnäckigem Husten und chronischer Bronchitis. Das Rezept ist einfach: einen Rettich aushöhlen, mit zerriebenem Kandiszucker und Honig füllen, einige Stunden ziehen lassen, danach den Saft auslöffeln und den Rettich essen.

Einkaufen: Achten Sie beim Einkauf darauf, dass die Wurzeln gerade gewachsen und von festem Fleisch sind. Sie dürfen nicht geplatzt oder beschädigt sein. Das Laub muss frisch und grün sein.

In der Küche: Nur der schwarze Rettich, der auch der schärfste ist, muss geschält werden. Bei allen anderen genügt es, sie gründlich zu waschen oder sauber zu bürsten. Nicht allzu lange sollte man Rettich mit Salz ziehen lassen, sonst verliert er die durch die Senföle bedingte Schärfe. Beim Kochen wird die scharfe Wurzel so mild wie Kohlrabi.

Achtung: Manche magenempfindlichen Menschen vertragen Rettich und Rettichsaft nicht so gut und bekommen davon Sodbrennen und Aufstoßen.

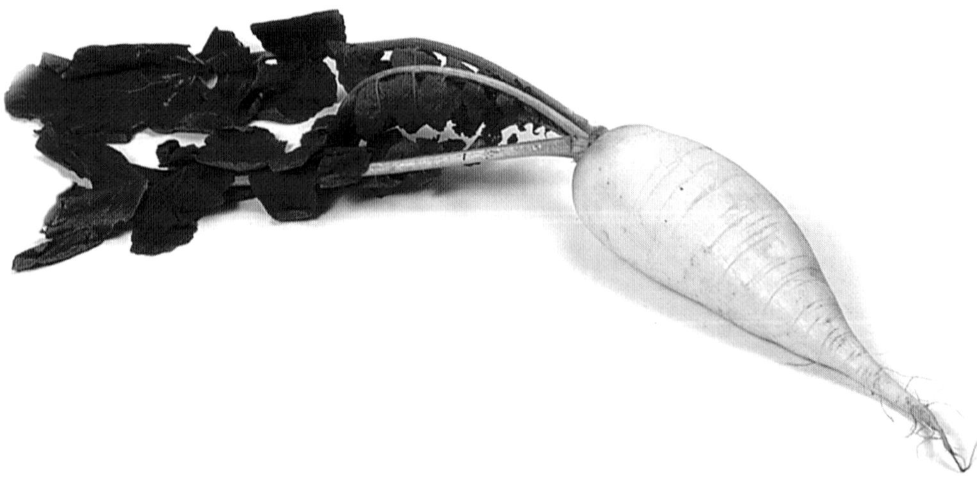

SHII-TAKE

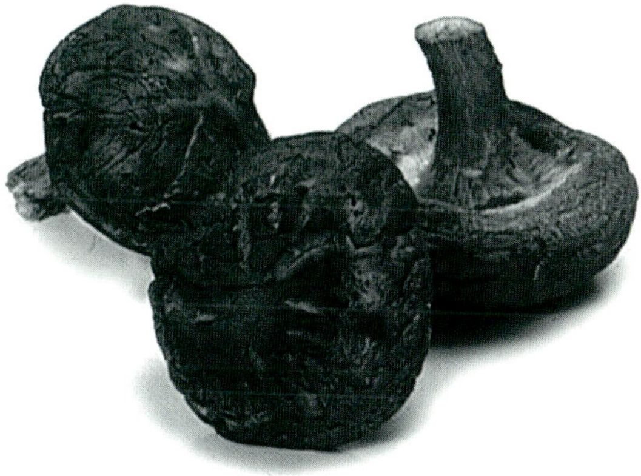

Herkunft und Geschichte: In Japan und China wird der Shii-take-Pilz bereits seit 2000 Jahren als Speisepilz geschätzt. Getrocknet gibt es diesen Pilz in Feinkostgeschäften schon lange zu kaufen. Mittlerweile wird er auch bei uns angebaut, in vollklimatisierten Räumen auf einem Gemisch aus Laubholzsägemehl (vor allem von Eiche und Buche), gehäckseltem Stroh und verschiedenen Zusätzen wie Maismehl, Weizenkleie und Biertreber.

Vorbeugen und Heilen: In seiner Heimat wurde der Shii-take schon in der Ming-Dynastie (1368 – 1644) von dem berühmten Arzt Wu Shui als Lebenselixier bezeichnet. Shii-take liefert Vitamin D (wichtig für die Resorption von Calcium) und Niacin (wichtig beim Abbau von Eiweiß, Kohlenhydraten und Fetten). Daneben konnten japanische Untersuchungen die legendären Heilwirkungen des Shii-take bestätigen. Der Inhaltsstoff Lentinacin bewirkt eine Senkung des Cholesterinspiegels.

Wissenschaftlich am häufigsten untersucht wurde das Lentinan, ein Mehrfachzucker, der im Körper sowohl Viren als auch Tumorzellen erfolgreich bekämpft. Nach Untersuchungen in Japan sind bei Magen- und Darmkrebs die Erfolgsaussichten deutlich größer, wenn die Patienten zusätzlich zur Chemotherapie mit Lentinan aus dem Shii-take behandelt werden. Lentinan gibt es in Japan bereits als Medikament gegen Magen- und Lungenkrebs.

Ein weiterer Krebsschützer ist Thioprolin, das die Bildung von krebserregenden N-Nitroseverbindungen blockiert. Erstaunlicherweise nimmt der Gehalt dieser Substanz durch Trocknen und Kochen zu, ist aber in frischen Pilzen nicht zu finden. Auch bei Autoimmunkrankheiten wie Rheuma und Multipler Sklerose soll der Pilz lindernd wirken. Ferner senkt er möglicherweise den Blutdruck und scheint Thrombosen ähnlich gut wie Aspirin zu verhindern. Schließlich wird er in Japan als Mittel zur Stärkung der körperlichen Abwehr, der inneren Organe und der männlichen Potenz empfohlen.

In Japan von Volk und Wissenschaft längst anerkannt.

Einkaufen: Der runde, hell- oder dunkelbraune Hut ist bei jungen Pilzen glockenförmig gewölbt und eingerollt. Bei überreifen Exemplaren erinnert seine Form an umgedrehte Untertassen. Die engstehenden Lamellen an der Unterseite sind zunächst weiß, dann gelblich und bei älteren Pilzen rotbraun. Junge Shii-take überzieht ein feiner Haarschleier, der vom Hutrand bis zum Stiel reicht und erst später aufreißt.

In der Küche: Der Shii-take duftet herrlich nach Waldpilzen und kommt von allen kultivierten Speisepilzen seinen wilden Verwandten im Wald am nächsten. Sie können den Pilz aus Fernost braten, dünsten, kochen, fritieren, grillen, einwecken, tiefgefrieren und trocknen.

Die wichtigste Pflanze für die Ernährung der Weltbevölkerung.

SOJABOHNE

Herkunft und Geschichte: Die Urheimat der Sojabohne ist Ostasien. In China soll die gesunde Bohne schon um um 2700 v. Chr, spätestens aber um 800 v. Chr. angebaut worden sein. Heute ist die Hülsenfrucht rund um den Erdball zwischen den 35. und 45. nördlichen Breitengraden verbreitet.

Vorbeugen und Heilen: Die Sojabohne ist wohl die wichtigste Pflanze für die Ernährung der Weltbevölkerung. 100 Gramm enthalten 18,1 Gramm wertvolles Öl mit einem hohen Anteil an ungesättigten Fettsäuren (50-60 % Linolsäure und 4 - 10 % Linolensäure) und 33,7 Gramm hochwertiges Eiweiß. Leider fehlt in dem fast perfekten Eiweißmuster die Aminosäure Methionin. Das läßt sich aber durch Kombination mit Getreideprodukten ausgleichen. Zudem liefern die kleinen Bohnen viele Vitamine und Mineralstoffe, vor allem B1 (Kohlenhydratstoffwechsel, Nerven), B_2 (Energiestoffwechsel, gesunde Haut und Schleimhäute), Pyridoxin (Eiweißstoffwechsel, Blutbildung, Bildung von Neurotransmittern), Folsäure (Blutbildung, Schutzvitamin in der Schwangerschaft) sowie Magnesium (Muskelkontraktion), Kalium (Wasserhaushalt, Reizleitung), Mangan (Knochen und Bindegewebe,

Wirkung des Insulins), Calcium (Knochen, Zähne, Teil der Blutgerinnung) und Phosphor (Knochen, Zähne, Energieübertragung).

Neben dem hohen Ballaststoffgehalt machten die Wissenschaftler mittlerweile gleich mehrere sekundäre Pflanzenstoffe in der Sojabohne ausfindig, die sich als Gesundheitsschützer entpuppt haben: Saponine, Phytinsäure, Protease-Inhibitoren und Isoflavonoide (s. S. 19 – 22). Die Isoflavonoide werden zur Gruppe der Phytoöstrogene gezählt und fast ausschließlich über Sojabohnen und -produkte aufgenommen. Der Gehalt schwankt bei getrockneten Sojabohnen zwischen 100 und 400 Milligramm / 100 Gramm. Aufgrund ihres strukturellen Aufbaus können Isoflavonoide an Östrogenrezeptoren »andocken« und damit ähnlich wie die körpereigenen Östrogene wirken. Ihre Wirkung ist allerdings etwa 1000mal geringer als die der menschlichen Östrogene. Wissenschaftler führen heute eine ganze Reihe von wohltuenden Effekten der Sojabohnen auf den Gehalt an Isoflavonoiden zurück. So wird berichtet, dass der Verzehr von Sojabohnen Wechseljahrbeschwerden wie Hitzewallungen lindert. Sojabohnen schützen vor Herzkranzgefäßkrankheiten, indem sie unter anderem das Gesamt- und das LDL-Cholesterin

Für Frauen besonders wertvoll.

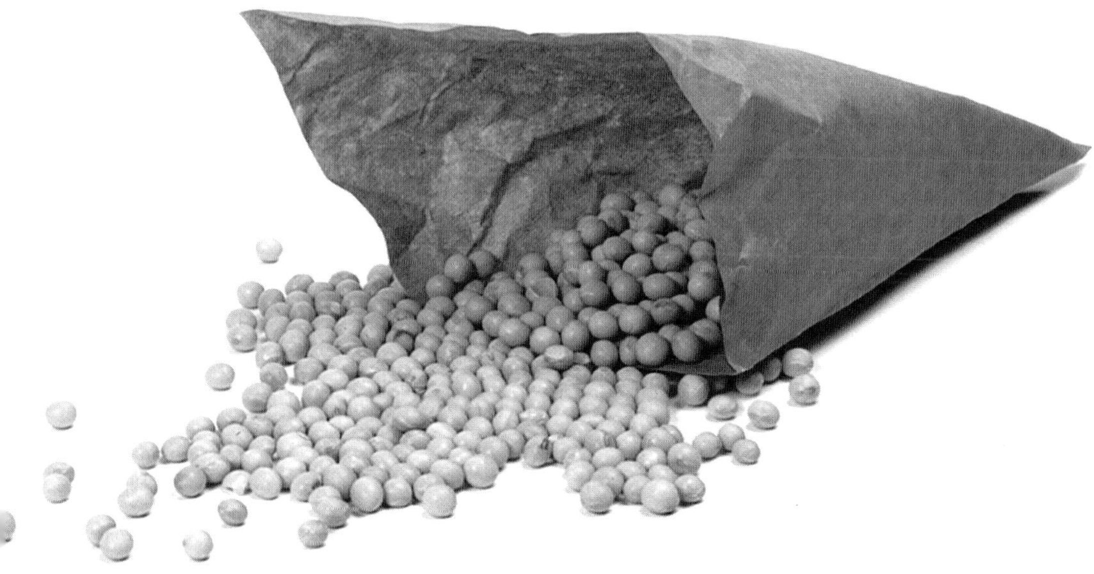

senken. Bei Tieren zeigten Sojabohnen, daß sie der Osteoporose vorbeugen. Man weiß nicht, ob der knochenstärkende Effekt auf dem Sojabohnen-Eiweiß oder den Isoflavonoiden beruht. Außerdem stärken Sojabohnen auch die Abwehrfront gegen Krebs. Man vermutet, dass Brust- und Prostatakrebs in Japan deshalb seltener sind, weil der Sojabohnenverzehr so hoch ist. Sojabohnen entfalten ihre Schutzwirkung auch bei nicht hormonabhängigen Krebsarten wie Magen- oder Dickdarmkrebs. Bei der Verminderung des Krebsrisikos sollen zwei Isoflavonoide namens »Genistein« und »Daidzein« eine Hauptrolle spielen.

Haben Japaner deshalb seltener bestimmte Krebsformen?

Einkaufen: Achten Sie beim Einkauf getrockneter Sojabohnen auf kleine runde Löcher – das sind Fraßspuren von Schädlingen. Hände weg! In dunklen Glasflaschen oder Metallbehältern ist Sojaöl besser vor Licht und damit auch vor dem Ranzigwerden geschützt.

In der Küche: Am besten weicht man Sojabohnen über Nacht ein. Sie dürfen nicht roh gegessen werden, denn sie enthalten Hämagglutinine, die sonst das Blut verklumpen lassen. Sojabohnen werden wie Hülsenfrüchte gekocht und dann zu Bratlingen, Salaten, Eintöpfen oder als Gemüsebeilage verarbeitet. Durch Gärung werden sie zu vielen Produkten verarbeitet, die auch bei uns Freunde gefunden haben. Dazu gehören die würzige Sojasauce (Shoju) und verschiedene Arten von vegetarischen Käsesorten wie Tofu, Miso, Natto oder Tempeh.

TEE

Herkunft und Geschichte: Die Urheimat des Teestrauchs ist China. Der Legende nach soll der chinesische Kaiser Sheng-Nung im Jahre 2737 v. Chr. den Tee als Getränk entdeckt haben, als beim Abkochen von Flusswasser einige Blätter der als Brennmaterial verwendeten Teezweige in den Wasserkessel fielen. Das Wasser verfärbte sich golden, der Kaiser probierte davon und fühlte sich zugleich erfrischt und belebt. Er beschloss, das Getränk fortan täglich zu genießen. Wenn die Geschichte nicht erfunden ist, wäre die Tradition des Teetrinkens fast 5000 Jahre alt. Schriftlich erwähnt wurde der Tee in China zum ersten Mal jedenfalls erst ca. 600 n. Chr. Holländische Händler brachten ihn 1610 nach Europa. Damals gab es ausschließlich grünen Tee, denn die Fermentation von Tee kam erst im 19. Jahrhundert auf.

Schwarzer und grüner Tee: Die Behandlung der Blätter nach dem Pflücken und Welken entscheidet darüber, ob der Tee grün oder schwarz wird. Teeblätter für schwarzen Tee werden nach dem Welken gerollt, um die Blattzellen aufzubrechen und den Zellsaft mit dem Sauerstoff der Luft in Verbindung zu bringen. Damit leitet man die Fermentation ein, einen Oxidations- und Gärungsprozess, der das Blatt kupferrot verfärbt und zahlreiche Aromastoffe sowie den Geschmack des Schwarztees herausbildet. Danach wird das Blatt getrocknet, wobei es allmählich immer dunkler wird. Grüner Tee wird nicht fermentiert. Vielmehr zerstört man vor dem Rollen und Trocknen der Blätter die Enzyme durch Dämpfen (Japan) oder Rösten (China). Die Blätter behalten ihre olivgrüne Farbe.

Vorbeugen und Heilen: Wissenschaftler in Japan, Europa und den USA sind den heilkräftigen Wirkungen des Tees auf der Spur. Im Mittelpunkt der Forschungen stehen dabei die Polyphenole. Sie geben dem Tee seine Farbe und seinen Geschmack. Seit langem kennt man die beruhigende Wirkung der Gerbstoffe auf Magen und Darm und setzt Tee als Heilmittel bei Magen- und Darmerkrankungen ein. Immer offensichtlicher wird jedoch, dass grüner und schwarzer Tee unserer Gesundheit viel mehr bieten kann.

Die Polyphenole kommen im Grün- und Schwarztee in unterschiedlichen Mengen und Arten vor. Grüner Tee enthält reichlich Catechine, die zu den Flavonoiden, einer Untergruppe der Polyphenole, gehören. Bei der Fermentation zu Schwarztee werden die Catechine zum großen Teil oxidiert, unter

Wenn dir kalt ist, wird Tee dich erwärmen – wenn du erhitzt bist, wird er dich abkühlen. Wenn du bedrückt bist, wird er dich aufheitern – wenn du erregt bist, wird er dich beruhigen.
William E. Gladstone, 1809 -1898

Infektions- und Krebs- hemmend und wirksam gegen Karies.

anderem zu den orangeroten Theaflavinen und rotbraunen Thearubiginen. Epigallocatechingallat und Theaflavin töten Bakterien und Viren. Es wird empfohlen, bei bakterienverursachtem Durchfall Tee – grün oder schwarz – zu trinken oder bei einer Infektion mit dem Influenzavirus damit zu gurgeln. Auch wenn noch eingehendere Studien beim Menschen nötig sind, spricht bereits viel dafür, dass grüner Tee eine Schutzwirkung vor vielen Krebsarten wie Haut-, Magen-/Darm-, Leber-, Lungen-, Speiseröhrenkrebs hat. Verantwortlich sind dafür wahrscheinlich die Polyphenole im Tee, die sich als starke Antioxidantien erwiesen haben und unsere Zellen vor Schäden durch aggressive Sauerstoffverbindungen und damit vor Krebs schützen können. Die antioxidative Wirkung von Catechinen ist zwanzigmal so stark wie die des Vitamins E. Zudem hemmen Grün- und Schwarztee die Bildung krebserregender Nitrosamine. Ungewiss ist noch, ob Milch den antioxidativen Effekt von Schwarztee vermindert.

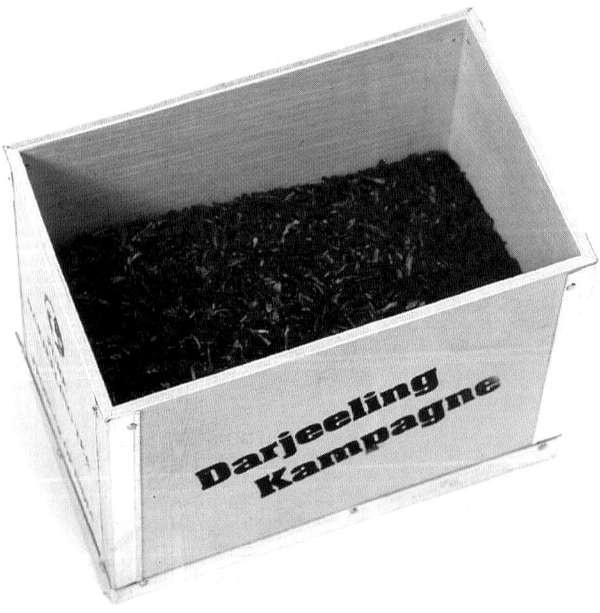

Mehrere Studien zeigen, dass Grün- und Schwarztee bei Tieren und Menschen das Herzinfarktrisiko, den Blutdruck und den Cholesterinspiegel senken, was zu der Annahme führt, dass Tee möglicherweise Herz und Blutgefäße schützt. Ferner soll grüner Tee den Blutzuckerspiegel senken und die Leber bei der Ausscheidung von Giftstoffen unterstützen.

Unbestritten ist der Mehrfachschutz vor Karies durch Tee. Schon mit fünf bis sechs Tassen schwarzem Tee können bis zu einem Milligramm Fluorid aufgenommen und so der Tagesbedarf eines Erwachsenen gedeckt werden. Fluoride machen den Zahnschmelz härter, hemmen die Kariesbakterien und können zumindest im Anfangsstadium angegriffenen Zahnschmelz wieder reparieren. Zusätzlich unterdrücken das Theaflavin im Schwarztee und das Epigallocatechingallat im Grüntee die Zahnbelagbildung durch den Karies-Erreger *Streptoccocus mutans.*

Reichlich liefert Tee auch Kalium (wichtig für die Gewebespannung, Reizleitung und Aktivierung vieler Enzyme) sowie Mangan (unentbehrlich zum Aufbau der Knochen und des Bindegewebes sowie als Bestandteil von Enzymen). Ein Liter Tee pro Tag deckt den Tagesbedarf an Mangan mindestens zur Hälfte.

Die Bitterstoffe Theophyllin und Theobromin wirken harntreibend und entwässernd. Zusätzlich unterstützt Theophyllin die anregende Wirkung von Coffein. Denn schließlich belebt und erfrischt Tee den Körper und erhöht die Konzentrationsfähigkeit, ohne aufzuregen. Warum? Es wirkt nicht über das Herz auf den Kreislauf, sondern direkt auf das Gehirn und das zentrale Nervensystem. Die belebende Wirkung des Tees setzt langsamer ein als die des Kaffees, hält dafür länger an, weil die Bindung an die Gerbstoffe die Aufnahme des Coffeins verzögert. Zusätzlich wird die anregende Wirkung durch die Aminosäure Theanin abgefangen, die erst bei längerem Ziehen des Tees vollständig herausgelöst wird.

Einkaufen: Wer auf grünen Tee umsteigen möchte, sollte zunächst grünen Darjeeling oder aromatisierte Grünteesorten ausprobieren. Diese Tees kommen unserem Geschmack entgegen, weil sie nicht so herb und bitter sind.

In der Küche: Für eine Tasse Schwarztee rechnet man zwei Gramm Tee (einen Teelöffel), für einen Liter 20 Gramm. Schwarzen Tee sollte man höchstens vier Minuten ziehen lassen. Wenn man ihn bis zu drei Minuten ziehen lässt, wirkt Tee anregend.

Tee regt an, aber nicht auf.

Für eine Tasse Grüntee genügen bereits 1 - 1,5 Gramm Tee, für einen Liter ein gehäufter Esslöffel oder zehn Gramm. Der Tee wird mit 65 - 75 °C heißem Wasser übergossen (Wasser zuvor sprudelnd aufkochen!) und nach maximal drei Minuten in eine vorgewärmte Kanne umgefüllt.

Achtung: Die Gerbstoffe im Tee hemmen die Aufnahme von Eisen im Darm, weil sie mit dem Nahrungseisen schwerlösliche Komplexe bilden. Deshalb sollten Sie Tee nicht zu den Hauptmahlzeiten trinken!

TOMATE

Herkunft und Geschichte: Die Tomate stammt aus den Anden Perus und Ecuadors und wurde zuerst von den Azteken, den Ureinwohnern Mexikos, planmäßig angebaut, Sie nannten sie »tumatle« oder »tomatle«. Christoph Columbus brachte 1498 von seiner zweiten Amerikareise einige Tomatenpflanzen nach Europa. Seit 1890 gibt es die rote Frucht auch in Deutschland, aber erst nach dem Ersten Weltkrieg wurde sie bei uns ein Volksnahrungsmittel.

Wassertreibend und blutdrucksenkend – gut für Herz und Nieren.

Vorbeugen und Heilen: Tomaten enthalten eine wertvolle Mixtur von Mineralstoffen und Vitaminen: Kalium (Herzschutzelement), Folsäure (Blutbildung, gesunde Schleimhäute, Schutz vor kindlichen Missbildungen) und Vitamin C (Immunabwehr, Wundheilung, Psyche, Antioxidans). Tomaten wirken wassertreibend und blutdrucksenkend und sind daher günstig bei Erkrankungen von Herz und Nieren sowie bei Gicht und Rheuma.

Ihr kräftiges Rot verdanken die Tomaten dem Lykopin, das schon lange als natürlicher Lebensmittelfarbstoff verwendet wird. Tomaten enthalten 3,1 mg pro 100 Gramm von diesem Carotinoid, das jedoch nicht wie Beta-Carotin in Vitamin A umgewandelt werden kann. Das Tomatencarotin hat sich als äußerst effektiv im Entschärfen von freien Radikalen erwiesen (s. S. 14/15). US-amerikanische Untersuchungen zeigten, dass eine hohe Konzentration an Lykopin im Blut mit einem niedrigen Risiko für Bauchspeicheldrüsen-, Gallenblasen-, Mast-

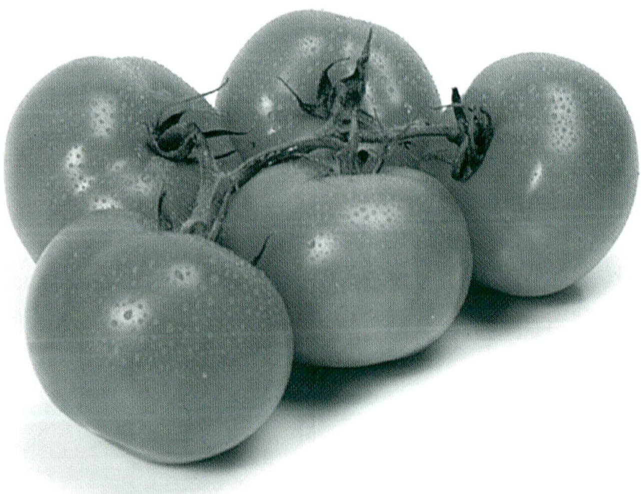

darm- und Prostatakrebs einhergeht. Die Verfügbarkeit von Lykopin wird offensichtlich immer dann gesteigert, wenn die Tomaten zerkleinert oder gekocht werden und etwas Öl dazugegeben wird. Deshalb kann unser Körper das Lykopin aus Tomatenprodukten wie Tomatenmark besser aufnehmen als aus frischen Tomaten. Europäische Forscher haben mit Hilfe der Gentechnik Tomaten hergestellt, die doppelt so viel Lykopin und sogar viermal so viel Beta-Carotin enthalten wie herkömmliche Tomaten. Der Geschmack ist dabei angeblich unverändert, die Farbe etwas kräftiger.

Ernährungswissenschaftler der Cornell University im Staat New York empfehlen Tomaten aufgrund ihres hohen Anteils an p-Cumarin- und Chlorogensäure, die wie das Vitamin C der Bildung der stark krebserregenden Nitrosamine im Körper entgegenwirken. Weitere Krebsschützer in der Tomate sind die Flavonoide. Sie sitzen vor allem in der Schale.

Einkaufen: Rund zwanzig Länder, darunter Italien, Spanien und Holland, versorgen uns rund ums Jahr mit Tomaten. Kaufen Sie nur frische, feste und ganze Tomaten mit glatter Haut. Grüne reifen an einem warmen Platz (nicht über 30 °C) in wenigen Tagen nach.

In der Küche: Die roten Früchte eignen sich für Suppen, Salate, Säfte, Aufläufe, zum Grillen, Dünsten und Garnieren, lassen sich mit Hackfleisch oder mit einem herzhaften Kräuterquark füllen, dürfen im Gulasch nicht fehlen und geben manchem Eintopf erst das typische Aroma. Tomaten harmonieren mit zahlreichen Gewürzen und Kräutern, angefangen von Knoblauch und Zwiebeln bis hin zu Rosmarin, Thymian, Oregano und natürlich Basilikum.

Die Gen-Tomate soll angeblich nicht anders schmecken.

Achtung: Essen Sie niemals grüne Tomaten! Sie enthalten das giftige Alkaloid Solanin, das unter anderem Brennen und Kratzen im Hals, Kopfschmerzen, Durchfall und Erbrechen auslösen kann. Ausnahme: Bei Rezepten mit grünen Tomaten werden die Früchte stets gekocht oder eingelegt.

Lagern Sie Tomaten niemals im Kühlschrank, da sie keine Kälte vertragen und ihr Aroma verlieren. Schimmlige oder faule Stellen bitte nie ausschneiden, sondern die ganze Tomate – auch wenn's schwer fällt – wegwerfen.

WEISSKOHL, WEISSKRAUT

Herkunft und Geschichte: Vermutlich ist der Stammvater aller unserer Kohlarten der Wildkohl, der noch heute an den Mittelmeerküsten und der Atlantikküste Europas wächst. Die alten Griechen und Römer zählten bereits die Kohlarten zu den heilenden Pflanzen. Der ältere Cato rühmte Kohl als Allheilmittel, das Wunden von Eiter reinigt, gegen Krebs hilft und da heilt, wo nichts anderes mehr nützt.

Die sanfte Waffe gegen Geschwüre.

Vorbeugen und Heilen: Weißkohl ist arm an Kalorien, aber reich an Ballaststoffen (s. S. 23 – 26), an Vitamin C (Antioxidans, Immunabwehr, Wundheilung), Vitamin K (Blutgerinnung) sowie Vitamin E (Antioxidans) und Kalium (Wasserhaushalt, Blutdruckregulierung, Herzfunktion). Im Weißkraut steckt fast eben so viel Vitamin C wie in der gleichen Menge Orangen.

Wie alle Pflanzen aus der Familie der Kreuzblütler enthält Weißkraut Glucosinolate bzw. deren Abbauprodukte, d. h. starke Krebshemmer. Bei Frauen scheint Kohl die Bildung eines schwächeren Östrogens zu steigern. Davon verspricht man sich einen hemmenden Effekt auf hormonbedingte Krebsformen wie etwa Brustkrebs.

Ein Liter Kohlsaft pro Tag, zwischen den Mahlzeiten getrunken, lässt Magen- und Zwölffingerdarmgeschwüre schneller abheilen und Schmerzen und saures Aufstoßen in wenigen Tagen verschwinden. Die Kur sollte maximal sechs Wochen lang durchgeführt werden. Auch bei Dünn- und Dickdarmentzündungen ist Kohlsaft heilsam. Sein positiver Einfluss beruht auf einer Verbindung der Aminosäure Methionin. Sie wirkt schützend auf die Schleimhaut von Magen und Darm, wurde als Anti-Ulkus-Faktor (Ulkus = Geschwür) bekannt und anfangs sogar für ein Vitamin – Vitamin U – gehalten.

Schon Pfarrer Kneipp nannte das Sauerkraut, das durch Milchsäuregärung entsteht, »Darmputzer«. Heute sehen Wissenschaftler in den Milchsäurebakterien wertvolle Helfer in der Vorbeugung vor Krebs, insbesondere vor Dickdarmkrebs (s. S. 29). Die Naturheilkunde schreibt Kohl als Salat oder Sauerkraut lindernde Wirkung zu, unter anderem bei Ekzemen, Bronchialkatarren und sogar Rheuma. Umschläge mit Kohlblättern werden bei Wunden und Geschwüren, auch bei Gürtelrose, Röteln, Nagelbettentzündungen und Verbrennungen empfohlen.

Einkaufen: Fest, geschlossen und glänzend frisch müssen die Weißkohlköpfe sein.

In der Küche: Weißkraut wärmt als deftiger Eintopf, schmeckt als herzhafte Beilage zu Fleisch, Wild und Geflügel sowie als Kohlsuppe (Borschtsch) oder als Krautstrudel, kann gewickelt, gefüllt und überbacken werden. Erfrischend schmeckt Weißkraut auch als Rohkostsalat. Ebenso zahlreich sind die Rezepte für Sauerkraut.

Achtung: Manche Menschen bekommen von Kohlgerichten Blähungen. Dann hilft eine Tasse Kümmeltee. Man kann auch vorbeugen, indem man den Kohl genügend lange durchkocht.

Der bewährte »Darmputzer«.

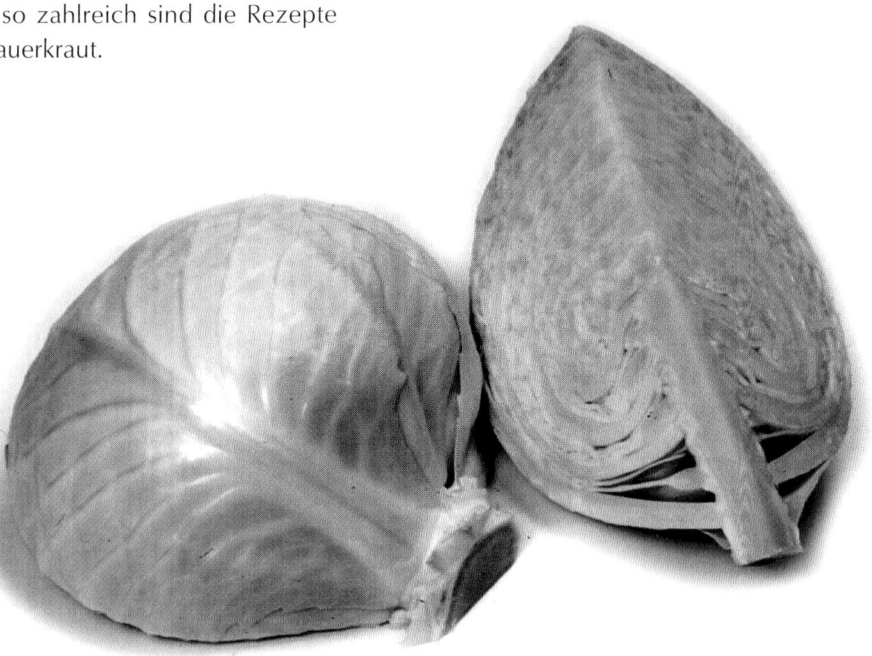

ZWIEBEL

Herkunft und Geschichte: Schon vor mindestens 5000 Jahren wurde die Zwiebel in Zentralasien, Pakistan, Nordwest-Indien und den Mittelmeerländern angebaut. Die Römer brachten das würzige Gemüse über die Alpen nach Mitteleuropa. Doch erst im Mittelalter bekam die Zwiebel wegen ihrer heilenden Wirkung einen festen Platz in den Klostergärten und fand danach größere Verbreitung.

Ideal bei Erkältungen, gut bei Asthma.

Vorbeugen und Heilen: Zwiebeln gelten in der Volksmedizin seit jeher als verdauungsfördernd, appetitanregend, wassertreibend, wurmtreibend, blutdrucksenkend, herzstärkend, infektionshemmend, schleimlösend, galletreibend und sogar als Aphrodosiakum. Bei Erkältungen lindert ein Zwiebelsirup mit Honig oder Zucker Husten und Heiserkeit. Eine verstopfte Nase wird sofort frei, wenn man zwei Tropfen frischen Zwiebelsaft in jedes Nasenloch gibt. Ihre Schutz- und Heilwirkung verdankt die Zwiebel den schwefelhaltigen Verbindungen (Sulfiden), die ihr auch den scharfen Geschmack und Geruch geben und unsere Tränen zum Laufen bringen. Die Schwefelverbindungen in der Zwiebel sind vor allem in den Schleimhäuten stark antimikrobiell wirksam. Deshalb desinfizieren sie den Mund-, Nasen- und Rachenraum, fördern eine gesunde Darmflora und beugen Darminfektionen vor. Bei Erkältungen und Bronchitis fördert die Schärfe der Zwiebel die Durchblutung der Schleimhäute in der Lunge und den Bronchien und die Sekretion der Schleimdrüsen. Die Schwefelöle verbessern die Verdauung, weil sie Magen, Darm, Leber, Galle und Bauchspeicheldrüse stimulieren. Ferner wirken Zwiebeln innerlich und äußerlich entzündungshemmend.

Wer an Asthma leidet, sollte regelmäßig Zwiebeln essen. Denn bestimmte schweflige Stoffe, die sogenannten Thiosulfinate, wirken Entzündungen und somit der Hauptursache von Asthma entgegen und können sogar Asthmasymptome direkt unterdrücken.

Roh oder gekocht, können Zwiebeln das Gesamtcholesterin senken und die Fließeigenschaftes des Blutes verbessern. Auch bei der Vorbeugung von Herzinfarkt, Schlaganfall oder Thrombosen wird die Zwiebel damit interessant. Schließlich wird ihr sogar eine schützende Wirkung gegen Magenkrebs zugeschrieben. In einer niederländischen Studie entwickelten Personen, die täglich mehr als eine halbe Zwiebel verzehrten, nur halb so oft ein Magenkarzinom wie andere, die keine Zwiebeln aßen.

Einkaufen: Speisezwiebeln sollten beim Einkauf unbeschädigt, fest und trocken sowie nicht ausgekeimt sein, und ihre Schale muss glänzen. Bei den pikanten rotbraunen Schalotten soll die Schale beim Anfassen sogar rascheln. Achten Sie bei Frühlingszwiebeln auf gesundes und frisches Grün!

In der Küche: Gegen das Weinen beim Zwiebelschneiden gibt es kein Patentrezept. Manche empfehlen, dabei durch die Nase zu atmen und den Mund geschlossen zu lassen. Andere empfehlen das Gegenteil. Da hilft nur das Ausprobieren.

Nur frisch entfaltet sie ihre volle Wirkung.

Praktischer Tipp: Zwiebeln niemals vorzeitig schälen und kleinschneiden! Sie verlieren sonst schnell ihren scharfen Geschmack und Geruch. Auch die Bekömmlichkeit mindert sich: Sie können dann Blähungen, Aufstoßen und Leibschmerzen verursachen.

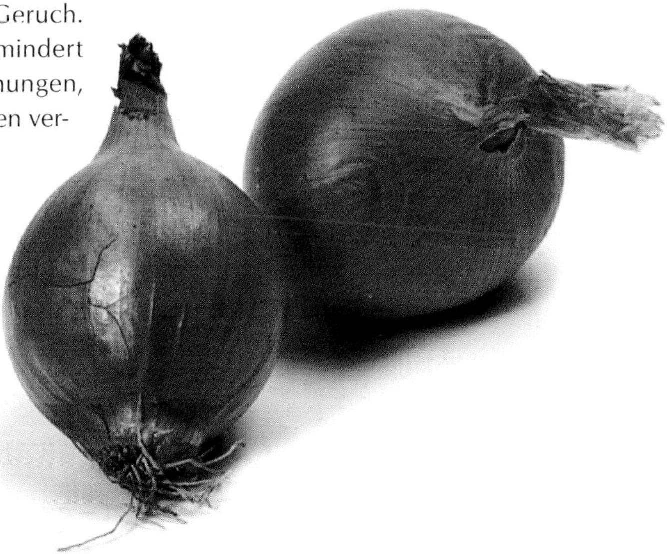

Teil III:

Welches Nahrungsmittel hilft bei welcher Krankheit?

Essen und Trinken hält Leib und Seele zusammen – diese von den Menschen seit jeher gemachte Erfahrung wird durch zahlreiche neue Erkenntnisse wissenschaftlich bestätigt und untermauert. Gesunde Kost kann uns gesund erhalten und vor Krankheiten schützen. Deshalb sollten Sie die folgenden Ernährungsempfehlungen beherzigen.

Sie wollen Arteriosklerose und Herzinfarkt vorbeugen?

- Übergewicht abbauen.

- Gesamtfettzufuhr reduzieren! Vor allem weniger gesättigte Fette aus fetten Fleisch-, Wurst- und Milchprodukten essen. Dafür den Anteil an einfach und mehrfach ungesättigten Fettsäuren erhöhen durch Pflanzenöle wie Oliven-, Raps- oder Maiskeimöl sowie Diätmargarine und durch den Verzehr von zwei Seefischmahlzeiten pro Woche.

- Cholesterinzufuhr auf 300 Milligramm/Tag beschränken.

- Antioxidative Schutzstoffe erhöhen, deshalb reichlich Obst, Gemüse, Hülsenfrüchte und Vollkornprodukte verzehren.

- Mehr Ballaststoffe aufnehmen, vor allem lösliche Ballaststoffe aus Haferkleie und aus Obst und Gemüse mit hohem Pektingehalt (Äpfel, Zitrusfrüchte, Pflaumen und Mohrrüben).

- Wenig Alkohol trinken.

Sie wollen Blähungen vermeiden?

- Verdauungsfördernde Kräuter und Gewürze verwenden: z. B. Salbei, Kümmel, Rosmarin, Basilikum; Speisen auch mit Knoblauch würzen.

- Jogurt mit probiotischen Lebendkulturen verzehren.

- Anis-Fenchel-Kümmeltee oder Pfefferminztee trinken.

- Schrittweise den Ballaststoffgehalt in der Ernährung erhöhen, damit sich der Darm daran gewöhnen kann.

Sie haben einen hohen Blutdruck?

- Übergewicht abbauen oder vermeiden.

- Weniger Kochsalz aufnehmen.

- Nur kleine Mengen Alkohol trinken.

- Kaliumzufuhr erhöhen, d. h. viel Obst und Gemüse essen, vor allem Avocados, Bananen, Aprikosen, Trockenfrüchte (Energie- und Zuckergehalt!) und Tomaten.

- Fettarm essen; beim Kochen und als Streichfett Pflanzenöle- und fette mit hohem Gehalt an ungesättigten Fettsäuren verwenden.

Sie neigen zu Bronchitis?

Scharfe Nahrungsmittel bringen den Schleim zum Fließen, so z. B. Rettich, Meerrettich, Zwiebeln, Knoblauch oder Chilipfeffer.

Ihr Cholesterinspiegel und/oder Triglyceridspiegel ist zu hoch?

Lesen Sie noch einmal die Empfehlungen zur Arteriosklerose auf S. 97.

Sie sind Diabetiker/in?

An der Zuckerkrankheit oder Diabetes mellitus leiden weltweit mehr als 100 Millionen, in Deutschland etwa vier Millionen Menschen. Diabetiker brauchen eine sorgfältige individuelle Ernährungsberatung, um den Blutzuckerspiegel unter Kontrolle zu halten. Grundsätzlich wird heute bei Diabetes eine Ernährung empfohlen, die wenig Fett und Zucker enthält, dafür aber reich an komplexen Kohlenhydraten und Ballaststoffen ist. Ballaststoffe verzögern die Resorption der Kohlenhydrate und beugen dadurch Blutzuckerspitzen vor.

- Weitgehend auf Süßspeisen wie Kuchen, Schokolade und andere Leckereien sowie auf zuckerhaltige Getränke wie Säfte, Nektare oder Limonaden verzichten.

- Reichlich stärkehaltige und ballaststoffreiche Lebensmittel sowie Gemüse, Obst und Salat essen.

- Ernährungsempfehlungen zur Vorbeugung von Arteriosklerose und von hohen Blutdruck (s. S. 97) beherzigen, um das ohnehin höhere Risiko nicht noch zu steigern.

Sie wollen Durchfall lindern?

- Am ersten Tag fasten und reichlich Flüssigkeit zuführen, am besten Rehydratationslösungen aus der Apotheke. Das sind Getränke, die Traubenzucker und Salze in der richtigen Konzentration enthalten. Kräutertees helfen auch, den Verlust an Flüssigkeit auszugleichen.

- Am zweiten bis dritten Tag gibt es Wasserschleimsuppen aus stärkereichen Lebensmitteln wie Haferflocken oder Reis, Kartoffelbrei ohne Fett, zerdrückte Bananen, Toastbrot, geriebenen Apfel oder

Karottensuppe aus gedünsteten und pürierten Karotten. Ein bewährtes Stopfmittel ist ein aus getrockneten Heidelbeeren gekochter Tee. Man trinkt den Tee über den Tag verteilt oder isst ihn vermischt mit Magerquark. Man kann auch den dicken, blauschwarzen Heidelbeer-Muttersaft aus dem Reformhaus verwenden.

- Jogurts mit probiotischen Kulturen können besonders unter Antibiotikatherapie Durchfällen vorbeugen oder sie lindern.

- Stets auf genügend Flüssigkeitszufuhr achten!

Sie leiden an Gicht?

Gicht beruht in den meisten Fällen auf einem angeborenen Defekt im Harnsäurestoffwechsel, wobei in der Regel die Harnsäureausscheidung über die Nieren gestört ist. Bei entsprechender Erbanlage treiben Übergewicht, Bewegungsmangel, hohe Purinzufuhr mit der Nahrung und erhöhter Alkoholkonsum die Harnsäure in die Höhe. Um einem schmerzhaften Gichtanfall vorzubeugen, kommt es darauf an, den Harnsäurespiegel im Blut zu senken. Folgende Maßnahmen sind wichtig:

- Langsam Übergewicht reduzieren! Aber bitte keine Fastenkur machen, da sonst der Harnsäurespiegel ansteigt.

- Da Purine im Körper zu Harnsäure abgebaut werden, purinreiche Lebensmittel meiden: z. B. Innereien, Ölsardinen, Sprotten, Heilbutt, Haut vom Fisch und Geflügel, Schwarte vom Schwein, aber auch einige pflanzliche Nahrungsmittel wie Hülsenfrüchte, Sojaprodukte oder Schwarzwurzeln.

- Bei einer fleischfreien Ernährung Puringehalt von Getreideprodukten und Gemüse beachten, da sonst schnell genau so viele Purine wie in einer Fleischmahlzeit zusammenkommen.

- Milch, Milchprodukte und Ei als Quelle für tierisches Eiweiß Fleisch und Wurstwaren vorziehen.

- Alkoholische Getränke meiden! Alkohol erhöht die Bildung von Harnsäure, hemmt aber gleichzeitig deren Ausscheidung über die Nieren.

- Mindestens zwei Liter pro Tag trinken!

- Kaffee, grüner und schwarzer Tee sind erlaubt.

Sie fühlen eine Grippe kommen?

- Viel Knoblauch und Zwiebeln verzehren.

- Reichlich Vitamin C, reichlich zuführen! Hervorragende Vitamin-C-Lieferanten sind Orangen und Zitronen, aber auch Kiwis, schwarze Johannisbeeren, Sanddornbeeren, Erdbeeren, Kohlgemüse, Paprika oder Kohlrabi.

- Kräftige Hühnerbrühe kochen und mit reichlich Knoblauch würzen.

- Viel trinken (Kräutertees, Gemisch aus Fruchtsäften und Mineralwasser im Verhältnis 1:3).

- Fieber mit Preiselbeerblättertee, Lindenblütentee oder Holundersaft bekämpfen.

Sie wollen Hämorriden vorbeugen oder sie heilen?

Um Hämorriden vorzubeugen und zu heilen, kommt es auf eine ballaststoffreiche Ernährung mit Obst, Gemüse und Vollkornprodukten an. Dazu reichlich trinken. Dadurch wird der Stuhl weich. Die Schließmuskulatur kann sich gut entspannen, und die Darmentleerung wird erleichtert.

- Eine ballaststoffreiche Ernährung mit Obst, Gemüse und Vollkornprodukten essen.

Sie leiden unter Harnweg-Infektionen?

Um Harnweg-Infektionen vorzubeugen oder deren Therapie zu unterstützen, sollten Sie:

- Regelmäßig Moosbeeren- oder Heidelbeerensaft trinken.

- Insgesamt sehr viel Flüssigkeit aufnehmen

- Reizstoffe wie Kaffee oder schwarzen Tee meiden.

Sie wollen der Karies vorbeugen?

Gegen Karies oder Zahnfäule ist das wirksamste Mittel die Vorbeugung durch Fluorid. Fluorid erhöht die Widerstandskraft des Zahnschmelzes gegen Säuren, hemmt die Kariesbakterien und macht im Anfangsstadium Karies sogar rückgängig. Unser Trinkwasser ist fluoridarm. Nur einige Trinkwasserquellen liefern mehr als 0,7 Milligramm/Liter. Wenn Sie in ihrem Einflussbereich wohnen, brauchen Sie kein zusätzliches Fluorid (Ihr Wasserwerk gibt Auskunft).
Sonst sollten Sie:

- Im Haushalt Jodsalz mit Fluor verwenden.

- Lebensmittel, die zur Versorgung mit Fluoriden beitragen, in den Speiseplan einbauen: Seefische, Vollkornprodukte, Tee, Sojabohnen und einige Mineralwasser.

- Nicht nur wegen des Fluoridgehalts: grünen und schwarzen Tee trinken.

- Milch und Milchprodukte reichlich verwenden.

- Zuckerkonsum reduzieren, auch den »natürlichen« Zucker in Honig, Rosinen und Feigen.

Sie wollen dem Krebs vorbeugen?

Hier kommt es auf eine abwechslungsreiche und fettarme Ernährung an, die viele Schutzstoffe wie Vitamin C, E und Beta-Carotin, sekundäre Pflanzenstoffen und Selen, Ballaststoffe und Substanzen aus fermentierten Lebensmitteln enthält. Damit lässt sich laut Ernährungsbericht 1996 der Deutschen Gesellschaft für Ernährung e. V. mit einem hohen Gemüse- und Obstverzehr das Krebsrisiko um etwa die Hälfte vermindern. Die Schutzwirkung betrifft vor allem den Mund-Rachenraum, die Lunge und den Magen-Darm-Trakt. Bringen Sie auf jeden

Lebensmittel mit krebsvorbeugender Wirkung

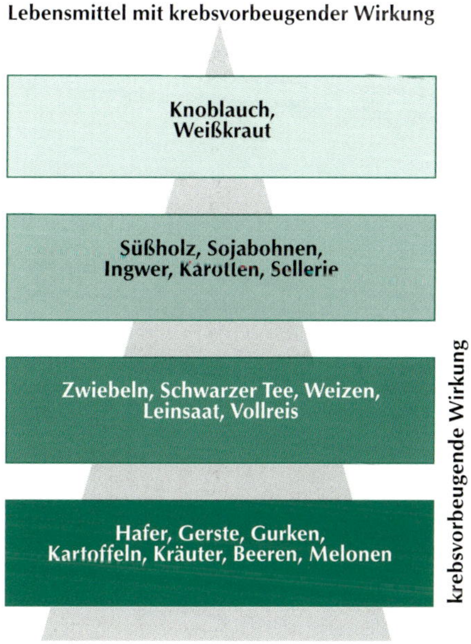

Quelle: nach Caragay, A. B.: Cancer-preventive foods and ingredients

Fall täglich Obst und Gemüse auf den Tisch, zum Teil auch roh, denn dann scheint es noch besser vor Krebs zu schützen.
Außerdem sollten Sie:

- Kochsalz nur sparsam verwenden.
- Wenig Alkohol trinken.
- Nur wenig geräucherte und gepökelte Nahrungsmittel verzehren.
- Niemals schimmlige Nahrungsmittel essen.
- Nicht rauchen.

Sie wollen einen Kropf und andere jodmangelbedingte Schilddrüsenkrankheiten vermeiden?

- Im Haushalt nur jodiertes oder jodiertes und fluoridiertes Speisesalz verwenden.
- Ein- bis zweimal pro Woche Seefisch essen.
- Täglich Milch und Milchprodukte verzehren. Milch enthält Jod, wenn Tiere jodhaltiges Kraftfutter bekommen oder wenn jodhaltige Reinigungs- und Desinfektionsmittel verwendet werden.
- Möglichst nur Brot und Backwaren, Fleisch- und Wurstwaren, Käse und Fertiggerichte kaufen, die mit Jodsalz hergestellt worden sind.
- Im Restaurant, in der Kantine oder Gaststätte fragen, ob Jodsalz verwendet wird.
- In Schwangerschaft und Stillzeit – Zeiten mit besonders hohem Jodbedarf – nach Absprache mit dem Arzt die Jodversorgung mit Tabletten sicherstellen.

Sie wollen Magengeschwüren vorbeugen oder sie heilen?

- Vergessen Sie die althergebrachten milden, ballaststoffarmen Diäten, die sogenannten Ulkusdiäten! Wichtig ist eine vollwertige Ernährung, bei der Lebensmittel und Speisen weggelassen werden, die Sie persönlich nicht vertragen.

- Verwenden Sie Nahrungsmittel, die Geschwüre bekämpfen können. Frischer Kohlsaft fördert die Heilung (s. S. 92/93). Bananen und Kochbananen wirken vorbeugend und heilend (s. S. 51/52). Versuchen Sie auch weiße und rote Bohnen. Sie sind gute Säurebinder. Achten Sie überhaupt auf eine ballaststoffreiche Ernährung. Ballaststoffmangel fördert die Entstehung von Geschwüren.

- Seien Sie vorsichtig bei Nahrungsmitteln, die die Säure locken. Dazu gehören Milch, Kaffee, auch entkoffeinierter Kaffee, Bier und Wein.

- Gehen Sie mit Kochsalz sparsam um.

- Trinken Sie keine zu heißen Getränke, da sonst Speiseröhre, Magen und Zwölffingerdarm geschädigt werden.

Sie fürchten die Osteoporose?

Osteoporose oder Knochenschwund betrifft vier bis sechs Millionen Menschen in den alten Budesländern. Um sie zu verhindern, ist eine ausreichende, lebenslange Calciumzufuhr wichtig. Für eine knochengesunde Ernährung sorgen:

- Reichlich Milch und Milchprodukte auf den Tisch stellen, z. B. Jogurt, Buttermilch oder Käse. Fettarme Varianten liefern eben so viel Calcium!

- Calciumreiche Mineralwasser (mindestens 150 Milligramm Calcium/Liter) und calciumangereicherte Fruchtsäfte trinken.

- Calciumreiche pflanzliche Lebensmittel wie Brokkoli, Fenchel, Lauch, Grünkohl, Sojabohnen, Apfelsinen, schwarze Johannisbeeren, Brombeeren, Kiwis, Kresse, Schnittlauch, Petersilie, Dill, Sesamsamen, Haselnüsse, Mandeln und Mohn essen.

- Fisch, Butter, Pflanzenöle und Margarine essen. Sie liefern Vitamin D, das für die Calciumresorption wichtig ist. Vitamin D wird auch durch Sonnenlicht in der Haut gebildet, deshalb so oft wie möglich raus an die frische Luft!

- Lebensmittel einschränken, die viel Oxalsäure (Spinat, Rhabarber), Phosphat (Wurstwaren, Schmelzkäse, Cola) und viel Phytin (Kleie) enthalten. Sie verschlechtern die Calciumaufnahme im Körper. Eine Ausnahme ist der Kakao: Trotz hohem Oxalsäuregehalt ist die Calciumaufnahme fast eben so gut wie bei Milch.

- Kaffee und Tee nur mit Maßen trinken, da Koffein die Calciumausscheidung über die Nieren fördert.

- Und zusätzlich: Viel Bewegung!

Sie leiden an Rheuma?

Um bei rheumatoider Arthritis, kurz Rheuma genannt, Schmerzen und Schwellungen in den Gelenken vorzubeugen oder sie zu lindern, ist eine entzündungshemmende Ernährung wichtig.

- Schöpfen Sie nach Herzenslust aus der Fülle der pflanzlichen Lebensmittel (Gemüse, Obst, Kartoffeln, Nüsse, Kräuter, Hülsenfrüchte).

- Lassen Sie sich Milch und Milchprodukte schmecken, da Rheuma in der Regel auch mit Osteoporose verbunden ist. Wählen Sie fettarme Varianten, dann ersparen Sie sich die entzündungsfördernde Arachidonsäure.

- Essen Sie nur zweimal pro Woche Fleisch und Fleischprodukte.

- Um in den Genuss der entzündungshemmenden Omega-3-Fettsäuren zu kommen, bringen Sie zweimal pro Woche Seefisch auf den Tisch, und verwenden Sie alpha-linolensäurereiche Pflanzenöle wie Soja-, Raps- oder Walnussöl.

Sodbrennen wird zur Qual?

Sodbrennen, im Fachjargon Refluxösophagitis, entsteht, wenn Magensaft in die Speiseröhre zurückläuft und Brennen, Druck und Aufstoßen verursacht. Das passiert, wenn der untere Speiseröhren-Schließmuskel zu stark entspannt ist und sich nicht mehr richtig schließt. Ärzte warnen davor, im Sodbrennen nur eine harmlose Unannehmlichkeit zu sehen. Allzu häufig entstehen daraus Magenkrankheiten, die nicht mehr harmlos sind.

So können Sie Sodbrennen lindern:

- Bauen Sie Übergewicht ab, da zuviel Druck im Bereich des Unterleibes den Schließmuskel der Speiseröhre schwächt und den Reflux fördert.

- Schränken Sie Nahrungsmittel ein, die den Schließmuskel erschlaffen lassen, so dass Magensaft zurückfließen kann. Besonders ungünstig wirken fettreiche Nahrung und Alkohol sowie Kakao, Schokolade und Kaffee.

- Meiden Sie Zitrusfrüchte, Zwiebeln, Knoblauch und scharfe Gewürze, wenn Sie merken, dass Ihre Speiseröhre mit Brennen reagiert.

- Überlasten Sie Ihren Magen nicht.

- Essen Sie nicht zu spät am Abend, und stellen Sie das Kopfende des Bettes höher.

Wie werden Sie die Verstopfung los?

Bei Verstopfung kommen den Ballaststoffen als Mittel zur Vorbeugung und Heilung zentrale Bedeutung zu. Sie vergrößern das Stuhlvolumen und beschleunigen die Passagezeit des Verdauungsbreis durch den Darm (s. S. 23 – 26). Für eine geregelte Stuhlentleerung gelten folgende Maßnahmen:

- Stellen Sie Ihre Ernährung langsam auf ballaststoffreiche Kost um. Anfängliche Beschwerden wie Völlegefühl und Blähungen verschwinden etwa nach einer Woche.

- Essen Sie vor allem Vollgetreideprodukte wie Vollkornbrot, Roggenschrotbrot, Vollkornnudeln, Naturreis.

- Nehmen Sie zusätzlich jeden Tag reichlich Obst und Gemüse wie Mohrrüben, Kohl und Äpfel oder Trockenobst und gelegentlich Hülsenfrüchte zu sich.

- Vergessen Sie nicht, genug zu trinken (1,5-2 Liter/Tag). Nur mit viel Flüssigkeit können die Ballaststoffe den Darm in Schwung bringen.

- Die stärkste stuhlvolumenvergrößernde Wirkung hat Speisekleie. Man beginnt mit einem Esslöffel am ersten Tag und steigert die Dosis in den folgenden Tagen auf 3-4 Esslöffel. Wichtig: Gleichzeitig reichlich trinken – pro Esslöffel Kleie rechnet man 150 Milliliter Flüssigkeit.

- Jogurt, Dickmilch, rohes Sauerkraut oder Pflaumen- oder Holundersaft kurbeln ebenfalls die Darmtätigkeit an.

- Manchmal hilft ein Glas kaltes Wasser, nüchtern nach dem Aufstehen getrunken (Gastrocolischer Reflex!).

Literatur

Carper, Jean: Nahrung ist die beste Medizin. Sensationelle Erkenntnisse über die Heilstoffe in unseren Lebensmitteln. Econ, Düsseldorf, Wien und New York, 1995

Carper, Jean: Wundermedizin Nahrung. Econ, Düsseldorf, Wien, New York, Moskau, 1995

Deutsche Gesellschaft für Ernährung (Hrg.):
DGE-info Juni 1993: Shii-take - Wissenswertes vom Passaniapilz.
November 1993: Bekommt man mit der Ernährung genügend antioxidative Vitamine und ß-Carotin?; In pflanzlichen Lebensmitteln vorkommende Flavonoide als Antioxidantien; Oxidationshemmende Substanzen im Rotwein.
Mai 1995: Mehr Gemüse und Obst - weniger Schlaganfälle?
Juni 1995: Bioaktive sekundäre Pflanzenstoffe - Gesundheitsschutz aus Obst und Gemüse.
September 1996: Der Verzehr von Zwiebeln und die Reduktion des Magenkarzinoms.
Juli 1997: Welche gesundheitsfördernden Wirkungen hat Knoblauch?.
August 1997: Kaffeekonsum und koronare Herzerkrankung bei Frauen.
Februar 1998: Scharfe Gewürze als Antibiotikum.

– : Ernährungsbericht 1996, Druckerei Heinrich, Frankfurt 1996

– : Empfehlungen für die Nährstoffzufuhr, 5. Überarbeitung 1991

Dittrich, K; Leitzmann, C.: Bioaktive Substanzen. TRIAS Thieme, Hippokrates Enke, Stuttgart 1996

Hamm, Michael: Gesundheitsschutz aus Obst und Gemüse. Bioaktive Pflanzenstoffe für ein langes und vitales Leben. Mosaik, München, 1996

Leitzmann, Claus; Groeneveld, Maike: Gesundheit kann man essen. Bioaktive Stoffe in Lebensmitteln. Deutscher Taschenbuchverlag, 1997

Pahlow, M.: Das große Buch der Heilpflanzen. München 1993

Watzl, Bernhard; Leitzmann, Claus: Bioaktive Substanzen in Lebensmitteln. Hippokrates, Stuttgart, 1995

Register

Urania-Ratgeber

Sanft heilen mit Mutter Natur

Trendthemen der Naturmedizin kompetent und kompakt dargeboten
Alle alternativen Heilmethoden für die Selbstdarstellung geeignet
Überzeugendes Preis-Leistungsverhältnis

Umfang: je 48 Seiten
Ausstattung: Mit zweifarbigen Abbildungen
Format: 16 x 20 cm
Broschur

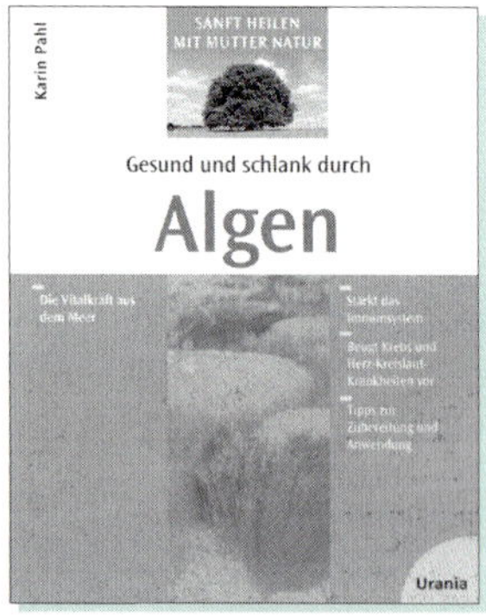

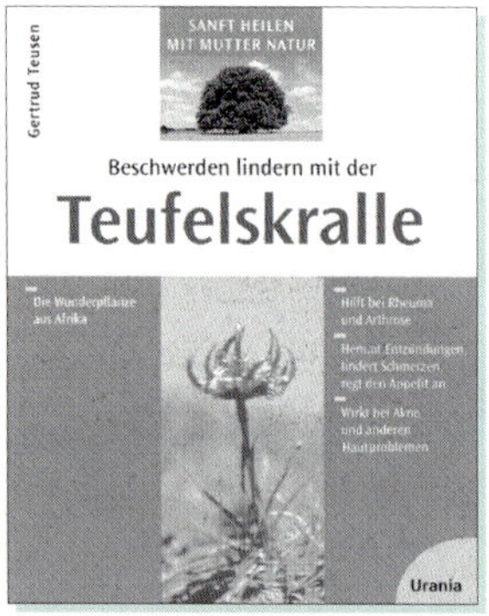

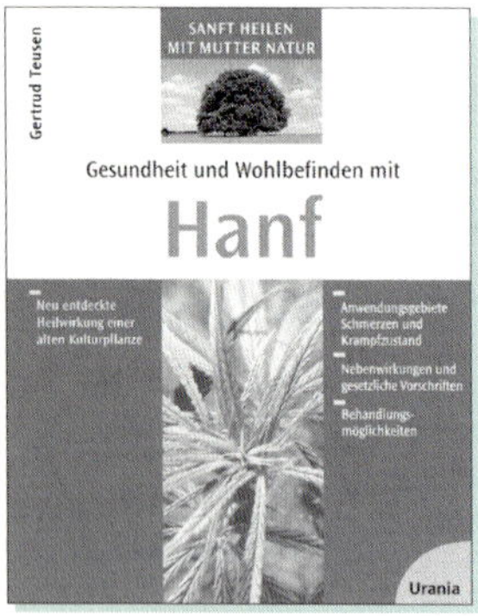

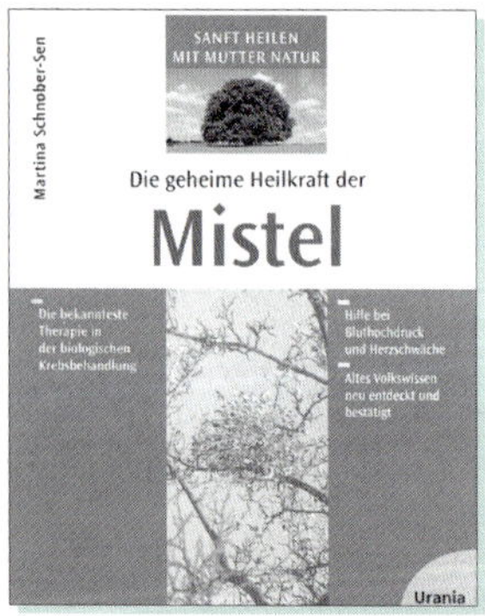

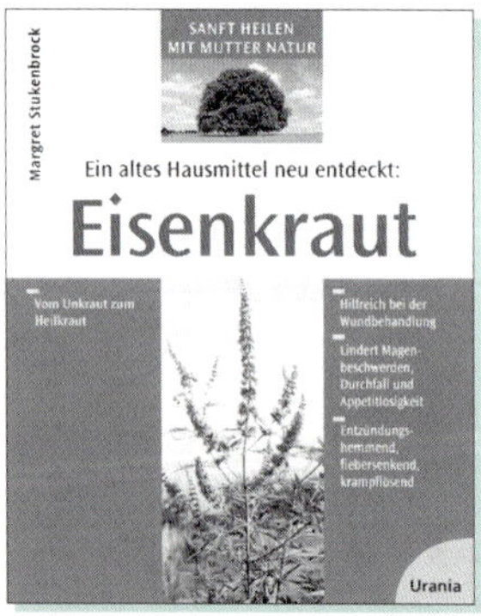

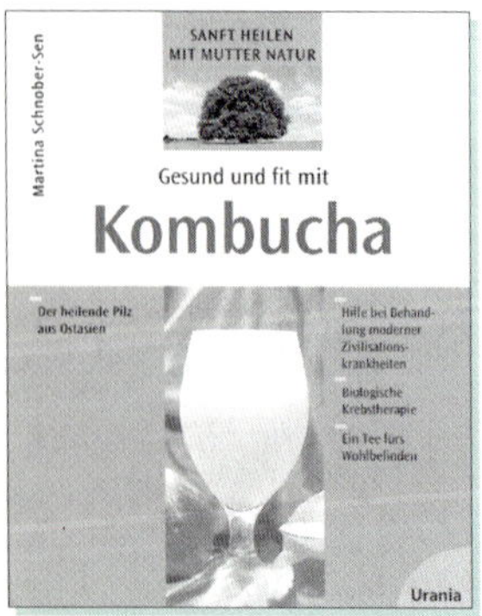

Urania